Ehtisham Ahmad
Ashish Dobhal

Dependência de smartphones e seu impacto no sistema músculo-esquelético

Ehtisham Ahmad
Ashish Dobhal

Dependência de smartphones e seu impacto no sistema músculo-esquelético

É tão inteligente como o seu telemóvel?

ScienciaScripts

Imprint
Any brand names and product names mentioned in this book are subject to trademark, brand or patent protection and are trademarks or registered trademarks of their respective holders. The use of brand names, product names, common names, trade names, product descriptions etc. even without a particular marking in this work is in no way to be construed to mean that such names may be regarded as unrestricted in respect of trademark and brand protection legislation and could thus be used by anyone.

Cover image: www.ingimage.com

This book is a translation from the original published under ISBN 978-3-659-96698-9.

Publisher:
Sciencia Scripts
is a trademark of
Dodo Books Indian Ocean Ltd. and OmniScriptum S.R.L publishing group

120 High Road, East Finchley, London, N2 9ED, United Kingdom
Str. Armeneasca 28/1, office 1, Chisinau MD-2012, Republic of Moldova, Europe
Managing Directors: Ieva Konstantinova, Victoria Ursu
info@omniscriptum.com

Printed at: see last page
ISBN: 978-620-8-62117-9

A DEPENDÊNCIA DO SMARTPHONE E O SEU IMPACTO NO SISTEMA MÚSCULO-ESQUELÉTICO

DEDICAÇÃO

Este livro é dedicado

A DEUS todo-poderoso

Aos meus respeitados professores

Aos meus pais, familiares e amigos que sempre me apoiaram, orientaram e ajudaram.

Índice

CAPÍTULO 1: INTRODUÇÃO

INTRODUÇÃO

Nos últimos anos, o número de utilizadores de smartphones tem vindo a aumentar progressivamente em todo o mundo. Com a crescente utilização de smartphones, aumentaram também as preocupações com os problemas músculo-esqueléticos associados à utilização prolongada de smartphones.

Os dispositivos portáteis (HHD) são dispositivos utilizados principalmente para fins de comunicação e entretenimento, tais como meios de comunicação, jogos e acesso à Internet. Muitas pessoas são propensas a várias perturbações músculo-esqueléticas devido à utilização contínua destes dispositivos portáteis, o que se tornou um importante problema de saúde social. A utilização de smartphones está a aumentar em todo o mundo. Tem um impacto significativo nas relações pessoais, bem como na saúde mental e física.

A dor músculo-esquelética afecta os músculos, os ossos, as articulações, os ligamentos e os tendões e tem sido considerada um dos sintomas mais frequentes das perturbações músculo-esqueléticas. A dor músculo-esquelética é extremamente comum e afecta pessoas de todas as idades, géneros e origens demográficas na sociedade, incluindo jovens adultos. Tem-se verificado um aumento da ocorrência de dor músculo-esquelética, especialmente dores no pescoço, nos ombros e na zona lombar, na população de jovens adultos.

Os dispositivos electrónicos atualmente utilizados são os smartphones, os jogos de vídeo, os computadores, os computadores portáteis e os tablets, dos quais os smartphones se tornaram o meio de comunicação mais comum.

Diferentes grupos etários utilizam smartphones, sendo os jovens adultos os que apresentam as maiores percentagens de utilização de smartphones em comparação com todos os outros grupos etários. Os jovens possuem e utilizam mais smartphones do que todos os outros grupos etários presentes na população. A nível mundial, um grande número de jovens adultos encontra-se nas universidades e estes estudantes universitários têm uma utilização desregulada e uma atitude demasiado dependente dos smartphones, assumindo frequentemente diferentes posturas que têm como consequência dores em diferentes sítios do corpo. A pressão constante sobre a articulação do pescoço provoca perturbações nos sinais para o cérebro que podem levar a problemas de equilíbrio e perturbações na propriocepção. A propriocepção cervical contribui para a orientação correta da cabeça no espaço e do tronco, bem como para a orientação correta do corpo e o controlo do equilíbrio. A oscilação postural é o movimento horizontal do centro de gravidade quando um indivíduo está parado.

A utilização prolongada de um smartphone provoca uma postura incorrecta, como a postura do pescoço para a frente, a postura descaída, os ombros arredondados, a cifose torácica ou a lordose lombar e alterações significativas na postura da coluna vertebral. O efeito da utilização prolongada de um smartphone pode provocar graves problemas músculo-esqueléticos na região cervical devido ao posicionamento da cabeça em posição fletida.

Com o aumento da utilização dos telemóveis inteligentes, aumentaram também as preocupações com os problemas músculo-esqueléticos decorrentes da sua utilização prolongada. Isto faz com que as pessoas assumam uma postura estática durante um período prolongado, provocando uma contração contínua dos músculos dos ombros, da cabeça e do pescoço. Recentemente, devido à situação da COVID, os estudantes têm de assistir a aulas em linha, o que provocou um aumento do número de horas de utilização do smartphone, aumentando a sua dependência entre os adultos e provocando um aumento dos problemas músculo-esqueléticos.

A postura é definida como a disposição regular e equilibrada dos componentes do esqueleto para preservar a estrutura de suporte do corpo contra lesões e deformações graduais .

A postura normal é definida como aquela em que a linha de gravidade (LOG) passa pelo meato auditivo externo, pelo acrómio e anteriormente à coluna torácica. Durante a utilização de smartphones, são adoptadas diferentes posturas, que incluem as posturas estáticas de sentar e deitar e as posturas dinâmicas de caminhar.

Devido à portabilidade do smartphone, este pode ser utilizado em várias posturas que podem estar ligadas a exposições músculo-esqueléticas que podem resultar em anomalias posturais, como cabeça para a frente e ombros arredondados. Muitas pessoas tendem a fletir o pescoço e a manter a cabeça na posição para a frente para colocar o smartphone perto da cintura ou no colo enquanto estão sentadas, o que leva à fadiga dos músculos do pescoço e dos ombros.

Os utilizadores de smartphones estão expostos a uma postura incorrecta do pescoço/ombros e dos músculos distais das extremidades superiores devido à forma como o aparelho foi concebido, que não permite que os pulsos e os dedos descansem na interface do ecrã. A postura sustentada do pescoço para a frente pode causar lesões na estrutura da coluna cervical e lombar, bem como nos ligamentos. Estes problemas estruturais causados por uma postura incorrecta podem também levar a disfunções respiratórias.

A flexão prolongada do pescoço quando se utiliza um telemóvel é um fator de risco para a saúde e conduz a problemas músculo-esqueléticos, como dores e espasmos na parte superior das costas, ombros, dores no pescoço, dores de cabeça crónicas e aumento da curvatura da coluna vertebral. O sintoma mais comum nestas pessoas é a dor no pescoço causada pela síndrome do pescoço de texto.

Devido ao aumento da utilização de smartphones, tem havido um aumento dos riscos potenciais de dor músculo-esquelética. Devido ao trabalho frequente no computador e à utilização de smartphones, os músculos trapézio superior e do pescoço são repetidamente sobreutilizados, o que resulta em danos nas fibras musculares, danos cumulativos de traumatismos agudos e fadiga muscular, normalmente no pescoço e nos ombros. Os danos repetidos causam FHP (postura da cabeça para a frente) devido ao enfraquecimento dos músculos erectores da coluna vertebral cervical inferior e torácica superior, dos músculos retratores da escápula e dos flexores da cabeça. As espinhas cervicais e a cabeça ligada à escápula e os músculos da parte superior do tórax e da região suboccipital encurtam-se em relação à postura normal, causando problemas secundários como a cefaleia cervicogénica e a dor referida.

EFEITOS FÍSICOS E NA SAÚDE

Foram observados alguns problemas físicos e de saúde.

1. perturbações músculo-esqueléticas (por exemplo, tendinite e artrite do primeiro carpometacárpico do antebraço e do polegar)
2. Dor no pescoço
3. Síndrome do túnel cárpico
4. Tendinite do Teeno (TTT) (devido ao excesso de mensagens)
5. Stress, ansiedade
6. Perda de sono
7. Aumento do risco de acidentes de viação
8. risco de cancro do cérebro
9. Obesidade
10. problemas de visão (síndrome da visão do telemóvel, os sintomas incluem stress, vermelhidão, sensação de ardor, visão turva e olhos secos).
11. Respiração superficial

FACTORES IMPORTANTES ESSENCIAIS PARA O ALINHAMENTO CORRECTO DA COLUNA VERTEBRAL DURANTE A UTILIZAÇÃO DE TELEMÓVEIS

- Manter uma boa postura ao utilizar o telemóvel. Ao utilizar os smartphones, a coluna vertebral é menos afetada se o telefone estiver à frente e não no colo. Quanto mais a posição do telefone estiver diretamente à frente, menor será a tensão exercida sobre a coluna cervical, porque não haverá necessidade de se baixar para olhar para o telefone.
- É mais provável que as pessoas apresentem maus hábitos de postura do pescoço quando utilizam o telemóvel numa posição sentada ou deitada, por isso não se curve e pratique hábitos de postura adequados ao telemóvel. Recomenda-se que segure os telemóveis à frente do rosto, ou perto do nível dos olhos, enquanto envia mensagens de texto e utilize as duas mãos e os dois polegares para criar uma posição mais simétrica e confortável para a coluna vertebral.
- Para além da utilização de smartphones, as pessoas que trabalham com computadores ou tablets devem utilizar um suporte de monitor elevado para que este fique ao nível natural dos olhos na horizontal.
- No caso dos computadores portáteis, recomenda-se uma adaptação semelhante, utilizando um teclado e um rato separados, para que o computador portátil possa estar ao nível dos olhos e criar uma boa posição ergonómica durante a digitação.
- É difícil recomendar uma postura adequada para os utilizadores de smartphones. Se levantarmos o telemóvel ao nível dos olhos para evitar a postura de olhar para baixo, isso irá acrescentar novas preocupações para o ombro devido à postura elevada do braço, pelo que uma recomendação mais prática seria fazer pausas frequentes para descansar ou fazer algum exercício físico que possa fortalecer os músculos do pescoço e do ombro. Algumas aplicações podem dar sinais de alarme aos utilizadores para evitarem a postura prolongada de olhar para baixo.
- Recomenda-se a realização de alguns alongamentos e exercícios básicos que

incidam também na postura. Deite-se na cama e pendure a cabeça sobre a borda, estendendo o pescoço para trás para restaurar o arco normal do pescoço.

- Enquanto estiver sentado, alinhe o pescoço e a coluna vertebral, verificando se as orelhas estão sobre os ombros e os ombros sobre as ancas. Fazer pausas frequentes.

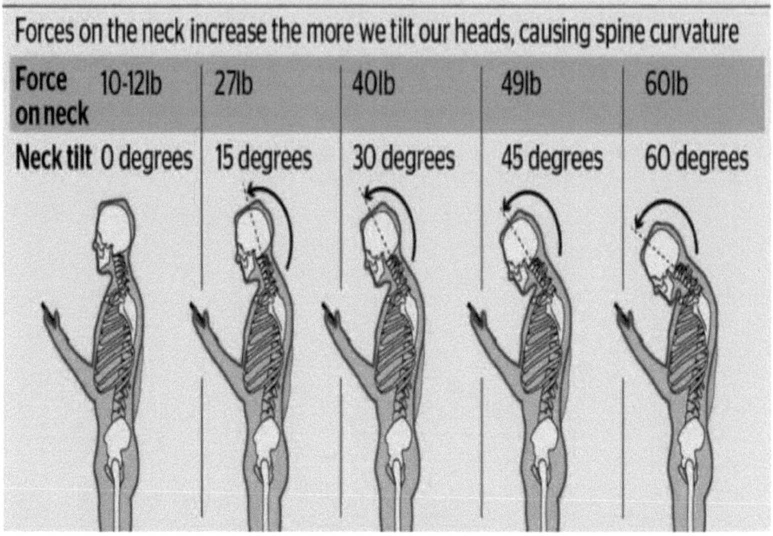

Forces on the neck increase the more we tilt our heads, causing spine curvature

Force on neck	10-12lb	27lb	40lb	49lb	60lb
Neck tilt	0 degrees	15 degrees	30 degrees	45 degrees	60 degrees

FIG. 1.1 SMARTPHONES A ARRUINAR AS POSTURAS

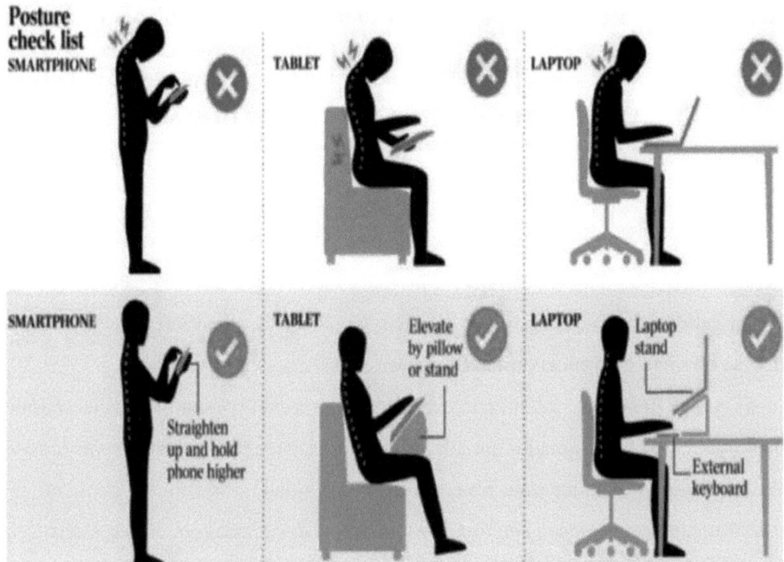

FIG. 1.2 POSTURA CORRECTA DURANTE A UTILIZAÇÃO DO GADGET

CAPÍTULO 2: ASPECTOS ANATÓMICOS E BIOMECÂNICOS

ANATOMIA DA COLUNA VERTEBRAL

Estrutura

A coluna vertebral assemelha-se a uma vara curva, composta por 33 vértebras e 23 discos intervertebrais. A coluna vertebral está dividida nas cinco regiões seguintes: cervical, torácica, lombar, sacral e coccígea. Apenas os 24 ossos superiores são móveis; as vértebras do sacro e do cóccix estão fundidas.

As duas curvas (torácica e sacral) que mantêm a convexidade posterior original (cifótica) ao longo da vida são designadas por curvas primárias, enquanto as duas curvas (cervical e lombar) que apresentam uma inversão da convexidade posterior original, ou seja, apresentam uma convexidade anterior (lordótica), são designadas por curvas secundárias. As curvas secundárias ou lordóticas desenvolvem-se como resultado da acomodação do esqueleto à postura erecta. Uma coluna vertebral curva oferece uma vantagem significativa em relação a uma haste reta, na medida em que é capaz de resistir a uma carga de compressão muito mais elevada.

Resumidamente, são analisados os seguintes constituintes do segmento vertebral e a forma como respondem ao movimento e à carga:

1. Sistema de apoio.
    - Buracos vertebrais
    - Elementos posteriores,
    - Articulações facetárias articulares (apofisárias)
    - Disco intervertebral
    - Forame vertebral

2. Sistema de controlo.

- Tanto os contrácteis (músculos) como os
- Não contrácteis (ligamentos, fáscias, cápsulas e inervações vertebrais).

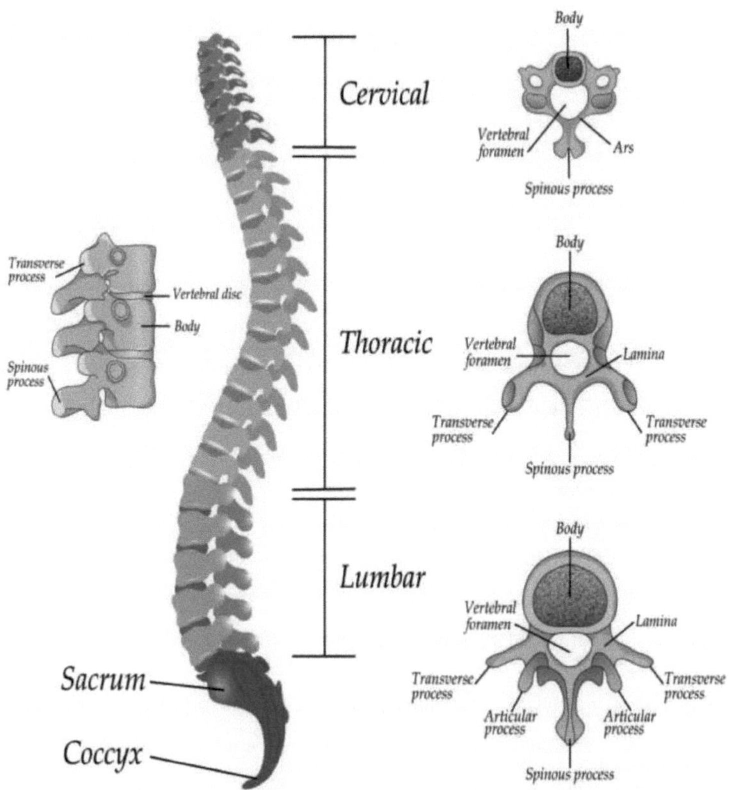

FIG. 2.1 SEGMENTOS DA COLUNA VERTEBRAL

VERTEBRA

Cada vértebra é constituída por duas partes principais - o corpo vertebral anterior, que é a principal estrutura de suporte de peso da vértebra, e o arco vertebral posterior.
O tamanho e a massa dos corpos vertebrais aumentam desde a primeira vértebra cervical até à última vértebra lombar, o que constitui uma adaptação mecânica às cargas progressivamente crescentes a que as vértebras estão sujeitas.

Cervical (pescoço) - a principal função da coluna cervical é suportar o peso da cabeça (cerca de 10 libras). As sete vértebras cervicais são numeradas de C1 a C7. O pescoço tem a maior amplitude de movimento devido a duas vértebras especializadas que se ligam ao crânio. A primeira vértebra (C1) é o atlas em forma de anel que se liga diretamente ao crânio. Esta articulação permite o movimento de inclinação ou "sim" da cabeça. A segunda vértebra (C2) é o eixo em forma de cavilha, que tem uma projeção chamada odontoide, em torno da qual gira o atlas. Esta articulação permite o movimento da cabeça de um lado para o outro ou "não".

Torácica (meio das costas) - a principal função da coluna torácica é manter a caixa torácica e proteger o coração e os pulmões. As doze vértebras torácicas são numeradas de T1 a T12. A amplitude de movimento da coluna torácica é limitada.

Lombar - a principal função da coluna lombar é suportar o peso do corpo. As cinco vértebras lombares são numeradas de L1 a L5. Estas vértebras são muito maiores para absorver o esforço de levantar e transportar objectos pesados.

Sacro - a principal função do sacro é ligar a coluna vertebral aos ossos da anca (ilíacos). Existem cinco vértebras sacrais, que estão fundidas entre si. Juntamente com os ossos ilíacos, formam um anel chamado cintura pélvica.

Região do cóccix - os quatro ossos fundidos do cóccix ou cóccix fornecem fixação para os ligamentos e músculos do pavimento pélvico.

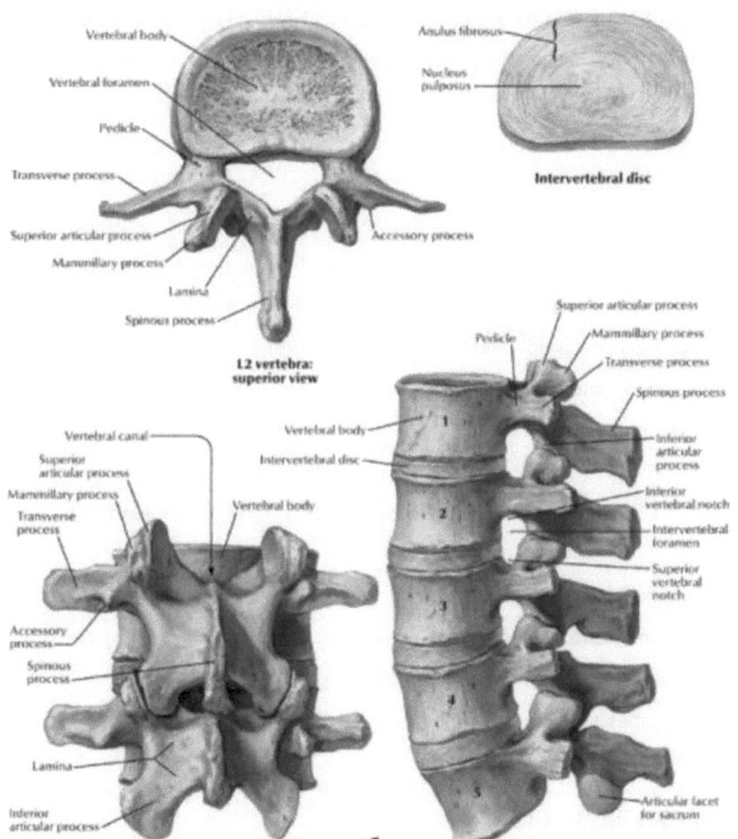

FIG 2.2 ANATOMIA DAS VÉRTEBRAS E DO DISCO INTERVERTEBRAL

PORÇÃO ANTERIOR DO SEGMENTO DE MOVIMENTO

São os corpos vertebrais que são principalmente concebidos para suportar as cargas. Uma carga de compressão é transmitida da placa terminal superior de uma vértebra para a placa terminal inferior através de duas vias, a casca cortical e o núcleo esponjoso.

As trabéculas direcionadas verticalmente suportam principalmente o corpo e as forças de compressão e ajudam a sustentar o peso do corpo. Os outros sistemas trabeculares ajudam a resistir às forças de cisalhamento. Tanto na superfície inferior como na superior do corpo existem trabéculas oblíquas, que ajudam na função de suporte de carga compressiva e também servem para resistir às forças de flexão e tração que ocorrem nos pedículos e no processo espinhoso.

ELEMENTOS POSTERIORES E ARTICULAÇÕES FACETÁRIAS

Do arco vertebral saem sete processos: o processo espinhoso, dois processos transversos, duas facetas superiores e duas facetas inferiores.
As facetas articulares são particularmente importantes para resistir à torção e ao cisalhamento, mas também desempenham um papel na compressão e servem também como local de fixação para as estruturas de apoio.

Articulações facetárias

As articulações facetárias da coluna vertebral permitem o movimento das costas. Cada vértebra tem quatro articulações facetárias, um par que se liga à vértebra acima (facetas superiores) e um par que se liga à vértebra abaixo (facetas inferiores)

As facetas superior e inferior ligam cada vértebra entre si. Existem quatro articulações facetárias associadas a cada vértebra.

ESTRUTURA DE DISCOS

O disco é composto pelo núcleo pulposo (actua como um amortecedor, pois permite a distribuição da pressão em todas as direcções), que é a porção central cheia de fluido do disco, e pelo anel fibroso, a série de fibras elásticas que rodeiam o núcleo, o que lhes permite suportar elevadas cargas de flexão e torção. A camada exterior de fibras funde-se com o ligamento longitudinal posterior e com o ligamento longitudinal anterior anteriormente... O disco é delimitado acima e abaixo por placas terminais cartilaginosas, às quais as fibras anulares estão firmemente ancoradas. O ânulo une os ossos das vértebras contra a resistência do núcleo gelatinoso.

LIGAMENTOS

Os ligamentos são vitais para a estabilidade estrutural do sistema vertebral. O seu principal papel é evitar movimentos excessivos. Os ligamentos são estruturas passivas e de natureza viscoelástica.

Os ligamentos que unem os elementos anteriores da coluna vertebral são o ligamento longitudinal anterior largo, que se estende do basioccipital ao sacro, e o ligamento longitudinal posterior, que também se estende do basioccipital ao sacro na face anterior do canal neural, atrás dos corpos vertebrais.

Estes ligamentos estão interligados a cada nível pelo disco, o que acrescenta apoio à rede do disco e do corpo vertebral. Os restantes ligamentos da coluna vertebral suportam e ligam os elementos posteriores.

LIGAMENTOS SEGMENTARES

Os ligamentos segmentares da coluna vertebral incluem

- o ligamento amarelo,
- o interespinhoso
- ligamentos intertransversais,
- ligamentos capsulares anterior e posterior das articulações facetárias.

O significado biomecânico destas estruturas depende da sua força, rigidez e distância do eixo de rotação das articulações que abrangem.

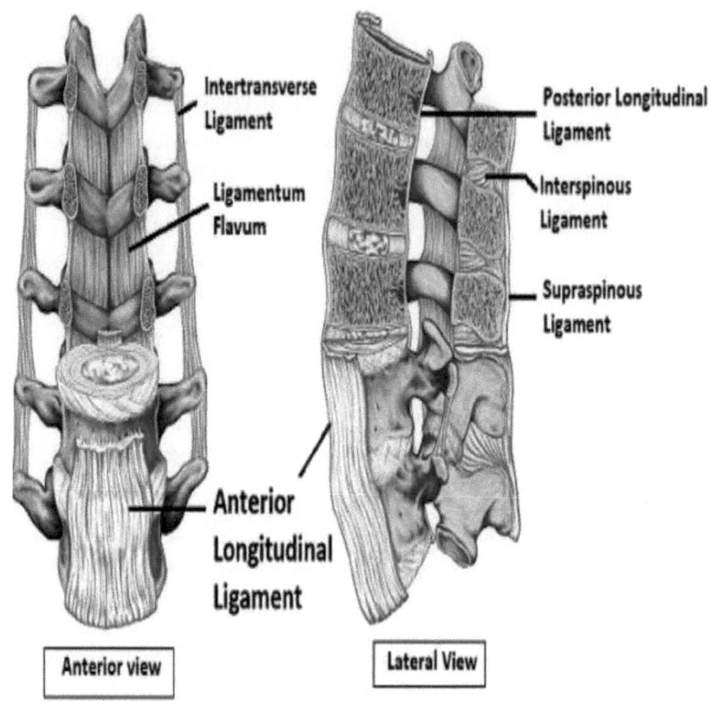

FIG. 2.3 LIGAMENTOS DA COLUNA VERTEBRAL

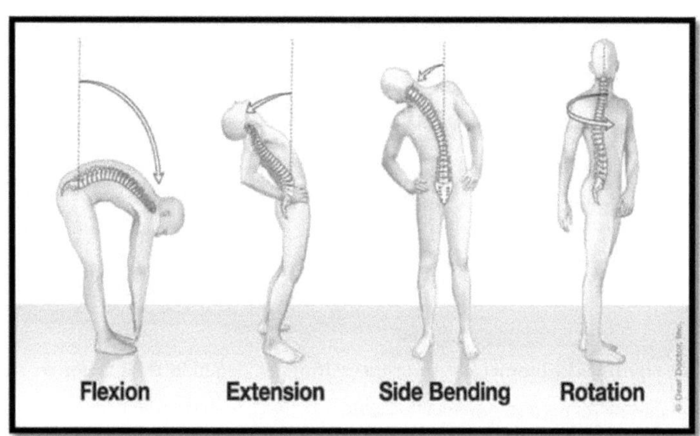

FIG. 2.4 MOVIMENTOS DA COLUNA VERTEBRAL

MOVIMENTOS VERTEBRAIS

Geralmente, o movimento entre duas vértebras é extremamente limitado e consiste numa pequena quantidade de deslizamento ou deslizamento.

Os movimentos disponíveis para a coluna podem ser comparados aos de uma articulação com três planos de movimento: flexão-extensão, flexão lateral (flexão lateral) e rotação. Além disso, é possível uma pequena quantidade de compressão e distração vertical. O tipo e a quantidade de movimentos disponíveis diferem de região para região e dependem da orientação das facetas e da fluidez, elasticidade e espessura da articulação intervertebral.

A coluna vertebral, que é composta por elementos rígidos e elásticos alternados, possui um grau considerável de flexibilidade que é principalmente atribuível aos discos intervertebrais. Normalmente, os discos podem ser considerados como articulações universais, permitindo o movimento em quatro direcções entre os corpos vertebrais:

(1) Movimento de translação no eixo longo da coluna vertebral, que ocorre devido à compressibilidade do disco
(2) Movimento rotativo em torno de um eixo vertical
(3) Flexão antero posterior
(4) Flexão lateral

REGIÃO CERVICAL

Músculos

Os músculos da coluna cervical incluem;

- Esternocleidomastoideu
- Escalenos (anterior, médio e posterior)
- Trapézio superior

- Levador da escápula
- Esplénio da cabeça e pescoço

MOVIMENTOS DA COLUNA CERVICAL

A configuração anatómica da coluna cervical permite uma liberdade de movimentos notável para o pescoço em todos os eixos e planos. No entanto, os quatro movimentos seguintes são considerados os principais movimentos:

1. Flexão - no plano sagital
2. Extensão - no plano sagital
3. Flexão lateral para a direita (R) e para a esquerda (L) - no plano frontal
4. Rotação para a direita (R) e para a esquerda (L) - no plano transversal

A maior parte da mobilidade da coluna cervical ocorre entre as vértebras occipital, atlas e eixo (occipital, C1 e C2). Entre o occipital e o atlas, a ADM é de 35 graus (10 graus de flexão e 25 graus de extensão). Nos movimentos de rotação e flexão lateral, o occipital e o atlas movem-se como uma só peça. O maior movimento da coluna cervical ocorre entre o atlas e o áxis. Quase 50% do movimento de rotação total (cerca de 80 graus) ocorre nestas articulações, os restantes 50% são contribuídos pelas restantes vértebras cervicais.

A região entre os interespaços C4 e C6 é a mais móvel durante
os movimentos de flexão e extensão. Esta é também a região de tensão máxima. Por conseguinte, é o local mais suscetível de sofrer desgaste (espondilose cervical), uma vez que estes dois movimentos são repetidos várias vezes nas ADR. Caraterísticas distintas da coluna lombar:

- Grande corpo vertebral
- Processo espinhoso curto e espesso
- Articulação facetária relativamente vertical
- Um processo mamilar na face posterior do lobo superior

processo articular.

- L5 tem o maior corpo e o processo transverso de todas as vértebras. A principal função da coluna lombar é suportar o peso do corpo.

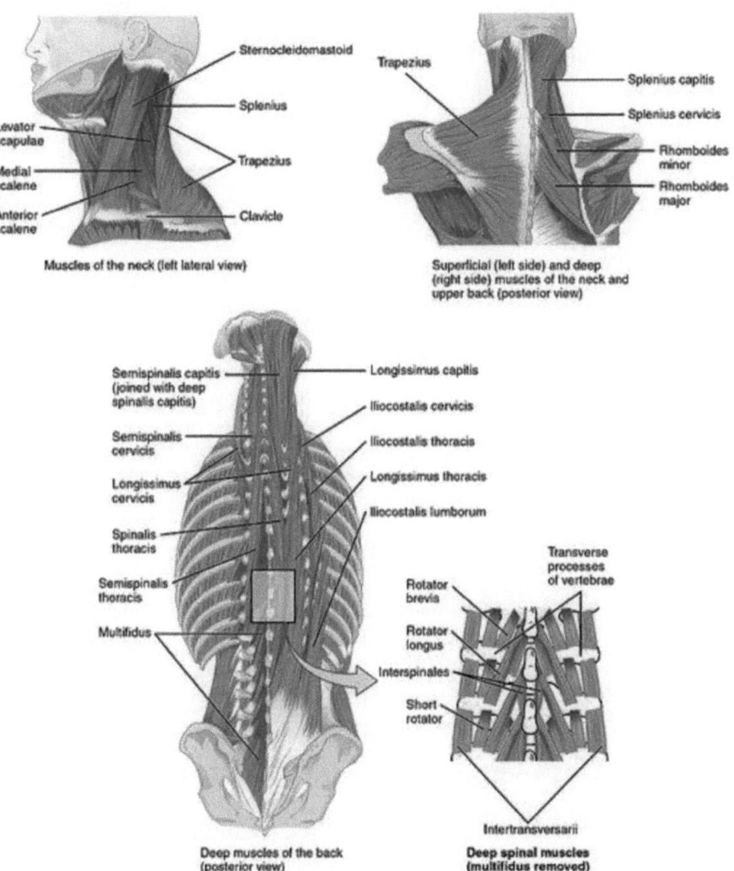

FIG 2.5 MUSCULATURA DO PESCOÇO E DAS COSTAS

CAPÍTULO 3: ERGONOMIA

ERGONÓMICA

A ergonomia é a ciência da aplicação de princípios físicos e psicológicos no ambiente para aumentar a produtividade e o bem-estar. Pode ser dividida em três áreas principais de investigação:

- Ergonomia física
- Ergonomia Cognitiva
- Ergonomia organizacional

Polegares doridos, pulsos cansados e pescoços doridos são queixas típicas devido à utilização excessiva de smartphones. Hoje em dia, os jovens passam muito tempo ao telemóvel e uma grande parte desse tempo numa má postura.

Se utilizarmos o smartphone de forma ergonómica, isso ajudará a prevenir lesões. Quando mantemos a cabeça numa posição neutra saudável, ou seja, a olhar em frente, as forças na coluna cervical ou na zona do pescoço são de aproximadamente 5 kg - 5,5 kg. Por cada polegada (2,5 cm) que a cabeça se desloca para a frente, a coluna vertebral é afetada por um peso adicional de 4,5 kg. Passar muito tempo a olhar para os telemóveis e a repetir isto constantemente e muitas vezes durante longos períodos do dia coloca uma tensão desnecessária no pescoço e aumenta o risco de desenvolver problemas cervicais.

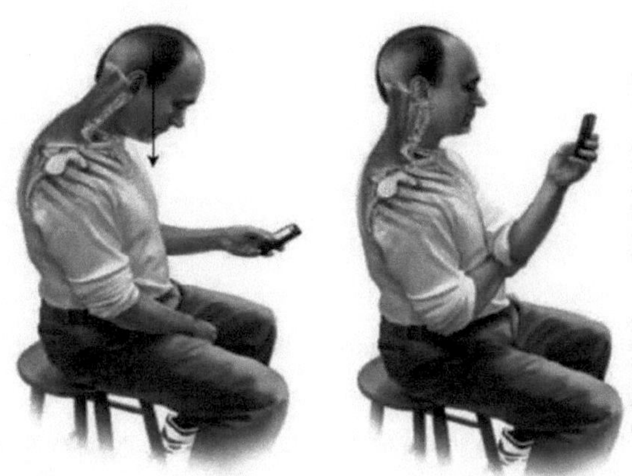

FIG. 3.1 POSTURA INCORRECTA E CORRECTA NA UTILIZAÇÃO DO TELEMÓVEL

Segurar ou posicionar o dispositivo ao nível dos olhos : Quando a cabeça se inclina para a frente para olhar para o telemóvel ou tablet, exerce uma grande força sobre a coluna cervical (pescoço). Esta estrutura delicada aloja a espinal medula, que envia mensagens do cérebro para todas as zonas do corpo. Quando se segura o dispositivo diretamente à frente, a cabeça mantém a sua posição saudável e neutra, o que minimiza a tensão no pescoço e faz com que os olhos olhem para baixo e não para o pescoço.

Dedos indicadores em vez de polegares - A utilização constante dos polegares para escrever, sobretudo nos smartphones, pode provocar uma lesão por esforço repetitivo indesejável, conhecida como síndrome de De Quervain. A ação repetida de premir botões, virtuais ou num teclado, causará um início gradual de dor nos polegares e nos pulsos. As articulações dos polegares não foram concebidas para uma deslocação e digitação constantes. As articulações dos polegares não foram concebidas para deslocação e digitação constantes. Alternar entre a utilização dos polegares e dos dedos para digitar.

Utilize as duas mãos - Deixe o telemóvel repousar numa mão enquanto o utiliza com a outra. Isto permitirá segurar o telemóvel com menos tensão. Tente também alternar as mãos.

Fazer pausas - Permitir fazer pausas frequentes durante a utilização de qualquer dispositivo iluminado é crucial para dar descanso aos olhos. Olhar fixamente para o ecrã iluminado durante longos períodos de tempo pode causar fadiga ocular e dores de cabeça, bem como problemas mais graves como a Síndrome da Visão de Computador (CVS). Por cada 20 minutos passados a olhar para o ecrã, olhe para uma distância de 6 metros durante 20 segundos.

Alongamento **frequente**: Alongar as partes individuais do corpo que estão envolvidas na utilização do dispositivo (como os dedos, os pulsos e o antebraço) ajudará a manter a tensão e a evitar a ocorrência de dores. Existem aplicações disponíveis para descarregar que ajudam a realizar exercícios de alongamento e dicas de ergonomia com o objetivo de prevenir o desenvolvimento de distúrbios músculo-esqueléticos em utilizadores regulares de telemóveis, tablets e computadores.

Mantenha os pulsos tão relaxados quanto possível - Certifique-se de que os pulsos estão direitos e relaxados, utilizando uma pega neutra e confortável do dispositivo. Se estiverem dobrados ou torcidos, não só causarão tensão nos pulsos, como também os dedos e os polegares terão de trabalhar muito mais ao premir o ecrã/botões.

Ajustar as definições do dispositivo : Os smartphones e os tablets estão normalmente equipados com uma série de definições ajustáveis ideais para a ergonomia. Reduza o brilho do dispositivo quando estiver num ambiente pouco iluminado ou escuro para reduzir o problema comum das dores de cabeça e da fadiga ocular. Ajuste o tamanho do texto apresentado e as pessoas com problemas de visão não terão de se esforçar para ler letras mais pequenas.

Outras caraterísticas adaptáveis para reduzir a fadiga ocular incluem a opção de texto a negrito, a ferramenta da câmara de ampliação, a afinação do contraste e o zoom.

Utilizar acessórios de apoio: utilizar acessórios de apoio de baixo custo para os dispositivos, incluindo um suporte para tablet dobrável para a mesa, um estojo de fácil manuseamento ou um **teclado ergonómico** portátil. Os auscultadores com microfones incorporados, os auscultadores mãos-livres e os cabos auxiliares são úteis para evitar posições incómodas, especialmente para as pessoas que fazem chamadas telefónicas frequentes no âmbito do seu trabalho.

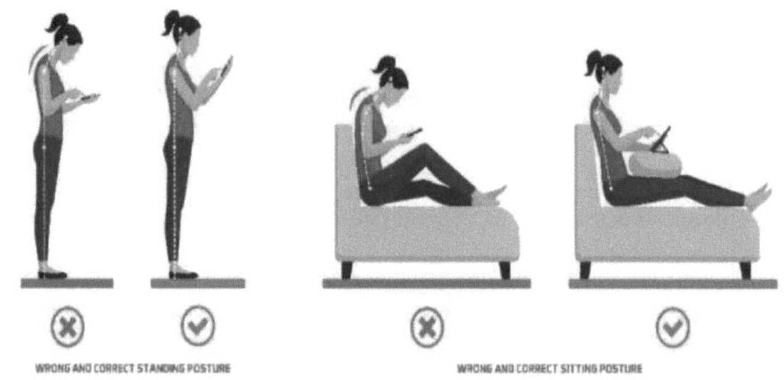

FIG. 3.2 POSTURA DE PÉ E SENTADA INCORRECTA E CORRECTA

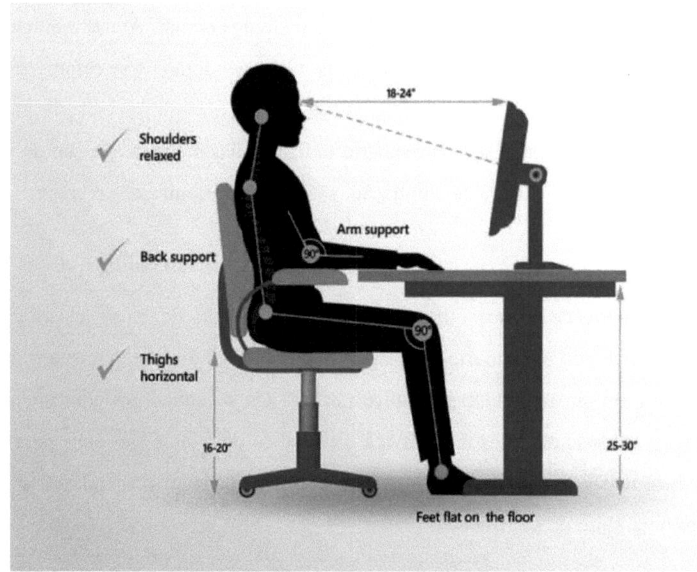

FIG. 3.3 ERGONOMIA CORRECTA

CAPÍTULO 4: PROBLEMAS ASSOCIADOS À UTILIZAÇÃO EXCESSIVA DE TELEMÓVEIS

A utilização excessiva de smartphones está associada a problemas de saúde em adolescentes e jovens adultos.

Os smartphones estão a ser utilizados para vários fins, tais como jogos, serviços de redes sociais (SNS), visualização de clips de vídeo (YouTube). Por conseguinte, a utilização excessiva de smartphones pode ter caraterísticas diferentes consoante o tipo de utilização do smartphone.

O uso excessivo de smartphones está correlacionado com o comprometimento do funcionamento da família e da relação com os amigos, com a impulsividade e com a baixa estima dos adolescentes. Os jogos em smartphones estão associados à utilização excessiva de smartphones entre os adolescentes.

Os problemas específicos decorrentes da utilização excessiva dos telemóveis inteligentes incluem

(a) efeitos psicológicos, tais como problemas de memória, de concentração e de tomada de decisões, ansiedade, procrastinação e perturbações do sono;

(b) efeitos sociais, como o impacto negativo nas relações e a perda do sentido de comunidade;

(c) efeitos físicos, tais como lesões causadas por acidentes, lesões por esforço repetitivo (LER) e postura.

- **Problemas músculo-esqueléticos**: o uso excessivo de um smartphone pode levar ao desenvolvimento de problemas nas costas. Por outro lado, o uso excessivo e contínuo de smartphones pode causar **"garra de texto"** - uma dor nos tendões ou músculos dos dedos e pulsos.

- **Danos nos nervos** : A utilização de um smartphone está associada ao desenvolvimento de "nevralgia occipital". Trata-se de uma doença neurológica em que os nervos que ligam a cabeça e a coluna vertebral são comprimidos ou inflamados.

As forças geradas pela ativação das teclas (normalmente pelo polegar) têm de ser contrabalançadas e estabilizadas através da ativação dos flexores dos dedos e dos extensores do pulso , o que aumenta a carga de trabalho da musculatura.
A preensão de telemóveis com duas mãos pode aumentar o desempenho e reduzir a tensão músculo-esquelética quando comparada com a preensão com uma mão.

- **Stress e depressão** :O stress é o impacto mais direto da utilização do smartphone. O uso excessivo também pode causar stress nos olhos, nervos e outras partes do corpo que afectam o funcionamento geral. Além disso, também pode levar à depressão.

- **Ganho de peso**: Quanto mais tempo se passa no smartphone, mais a pessoa se torna inativa e deixa de fazer exercícios diários. O stress provocado pelo smartphone também incentiva o corpo a procurar mais comida. Além disso, este estilo de vida sedentário pode levar à obesidade, diabetes e doenças cardíacas.

- **Privação do sono**: O smartphone emite ondas de radiofrequência e luz brilhante que contribuem para a privação do sono. A luz que os smartphones emitem pode suprimir a produção de melatonina, a hormona que equilibra o ciclo do sono e, de acordo com estudos, a luz dos smartphones pode causar insónias.

- **Má concentração**: os smartphones diminuem a produtividade e o desempenho. Reduzem a capacidade de atenção quando se trabalha em tarefas pormenorizadas e difíceis. Além disso, a presença de smartphones em ambientes sociais limita a atenção. Diminui a concentração na resposta a estímulos externos devido à maior concentração nos smartphones.

- **Diminuição da interação social**: A utilização de smartphones tem efeitos negativos na sua saúde social. A utilização do smartphone pode desenvolver um comportamento egoísta e antissocial nas pessoas.

CAPÍTULO 5: PROBLEMAS MÚSCULO-ESQUELÉTICOS DECORRENTES DA UTILIZAÇÃO EXCESSIVA DE SMARTPHONES

PERTURBAÇÕES MÚSCULO-ESQUELÉTICAS NA SEQUÊNCIA DA UTILIZAÇÃO EXCESSIVA DE SMARTPHONES

- O aumento da utilização do smartphone provoca dores e perturbações músculo-esqueléticas, causando um aumento da atividade muscular do trapézio superior e dos músculos do pescoço, bem como um aumento da inclinação e da flexão da cabeça. A utilização frequente do smartphone também provoca fadiga e dores na mão.
- Os smartphones são utilizados para fins como a comunicação, o envio de mensagens de texto, o correio eletrónico, os jogos e as redes sociais, tornando assim as pessoas dependentes dos telemóveis para se ligarem e comunicarem. Estas condições aumentaram ainda mais desde a pandemia da COVID 19, que levou ao distanciamento social e à utilização crescente de plataformas digitais como os telemóveis para a comunicação entre as pessoas.
- Os smartphones são geralmente segurados abaixo do nível dos olhos com uma ou ambas as mãos e o ecrã tátil é operado com os dedos indicador e polegar. Assim, a postura adoptada é a de flexão do pescoço para a frente, sobretudo durante muito tempo. Esta má postura de longa duração, juntamente com o aumento da utilização do polegar e dos outros dedos durante os jogos, é responsável pelos problemas músculo-esqueléticos.

As principais causas de desconforto músculo-esquelético são :

- repetição
- postura incorrecta
- trabalho muscular estático

- força
- duração da atividade.

CIFOSE TORÁCICA

A cifose torácica é uma deformidade da coluna vertebral em que a região torácica da coluna vertebral apresenta uma curvatura exagerada para fora, levando a uma forma não natural da coluna vertebral e, possivelmente, a outros sintomas, como dor e rigidez nas costas. A coluna vertebral humana é constituída por sete vértebras cervicais, doze vértebras torácicas, cinco vértebras lombares, cinco vértebras sacrais fundidas e 3 a 5 vértebras cóccix fundidas. A coluna vertebral normal tem uma curvatura natural em forma de S que lhe confere flexibilidade e apoio. As partes curvas da coluna vertebral também lhe permitem atuar como uma mola que absorve os choques.

A curvatura para fora da coluna torácica (onde as costelas se fixam) chama-se cifose e varia normalmente entre 20-45 graus.

Na sua essência, a cifose é normal. A curvatura exagerada para fora é medicamente conhecida como hipercifose e mede mais de 50 graus.

Na coluna vertebral humana normal, existe um certo grau de cifose na coluna torácica e um certo grau de lordose na coluna cervical e lombar. A cifose é definida como um aumento da curvatura para a frente da coluna vertebral que se observa ao longo do plano sagital, enquanto a lordose é um aumento da curvatura para trás que se observa ao longo do plano sagital.

O aumento da convexidade posterior da coluna torácica resulta num aumento do momento gravitacional, bem como numa maior distância entre os eixos articulares e a linha de gravidade. Neste caso, para manter uma postura erecta, é produzido um maior momento pelos ligamentos e músculos para contrabalançar o momento gravitacional aumentado, o que leva a um aumento da convexidade posterior ou cifose da coluna torácica, também conhecida como dorso redondo.

A hipercifose torácica é descrita como uma curvatura anteroposterior excessiva da coluna torácica superior a 40°.

- O ângulo aumenta com a idade, embora não existam limiares uniformes aceites para definir a hipercifose ou as alterações "normais" da coluna torácica associadas ao envelhecimento.
- Mais comum em mulheres do que em homens.

Os ângulos de cifose normais variam entre:

- 20° e 40° no público jovem
- 48° a 50° nas mulheres e cerca de 44° nos homens.

Factores biomecânicos na hipercifose torácica

- As cargas mais elevadas na coluna vertebral e a força muscular do tronco numa posição vertical aceleram o processo degenerativo e contribuem para a disfunção e a dor.
- Actividades quotidianas com má postura, por exemplo: posições de cabeça saliente e perda de amplitude dos ombros induzidas por: utilização de telemóveis durante longos períodos, jogos em smartphones, sentar-se de forma desleixada; carteiras escolares mal adaptadas, etc.

Causas da cifose torácica

Os ossos (vértebras) que constituem uma coluna vertebral saudável assemelham-se a cilindros empilhados numa coluna. A cifose ocorre quando as vértebras das costas adquirem uma forma mais cuneiforme. As causas variam consoante o tipo de cifose de que a pessoa sofre. São eles:

1. **Cifose postural**

A cifose postural resulta de uma má postura. Maus hábitos como o desleixo frequente, a utilização de smartphones numa postura incorrecta durante um longo período de tempo, sentar-se incorretamente numa cadeira durante longos períodos de tempo, bem como ter uma postura/forma incorrecta ao levantar pesos podem ter um impacto negativo na coluna vertebral e, com o tempo, podem levar ao desenvolvimento ou agravamento da cifose.

2. **Cifose** congénitaEste é um tipo de cifose que ocorre devido ao desenvolvimento anormal da coluna vertebral, enquanto uma pessoa se forma no útero. É uma condição que está presente desde o nascimento.

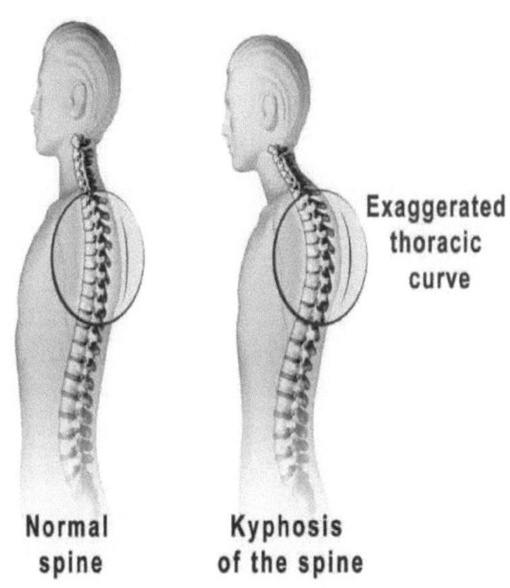

FIG 5.1 CIFOSE TORÁCICA

POSTURA DA CABEÇA PARA A FRENTE

O aumento da utilização de smartphones pode causar um alinhamento anormal da cabeça e do pescoço, resultando numa postura da cabeça para a frente (FHP). Isto pode levar a alterações nas estruturas e na função das vértebras cervicais.

Devido à crescente popularidade dos dispositivos multimédia, como os smartphones e os computadores, os utilizadores frequentes apresentam frequentemente uma postura incorrecta.

A postura da cabeça para a frente, por vezes designada por "Scholar' Neck", "Text Neck", "Wearsie Neck" ou "Reading Neck", é definida como uma hiperextensão das vértebras cervicais superiores e uma translação para a frente das vértebras cervicais.

A postura da cabeça para a frente (FHP) envolve uma flexão aumentada das vértebras cervicais inferiores e das regiões torácicas superiores, extensões aumentadas das vértebras cervicais superiores e extensão do occipital sobre a vértebra C1.

Devido ao aumento das forças de compressão através das articulações do pescoço e ao aumento da tensão muscular, a dor é o resultado mais comum.

Problemas que a postura da cabeça para a frente pode causar:

- Dor na omoplata
- Má mobilidade do ombro
- Artrite da coluna cervical (pescoço)
- Hérnia de disco
- Discos protuberantes
- Osteoporose (e fracturas relacionadas)

Esta posição da cabeça pode levar a vários outros problemas:

Aumento da tensão na zona da coluna cervical: À medida que a cabeça é mantida para a frente numa má postura, a coluna cervical tem de suportar quantidades crescentes de peso. Uma regra geral é que, por cada centímetro que a cabeça é levada para a frente numa má postura, são sentidas mais dez libras de peso na coluna cervical. Se a cabeça média pesa entre 10 e 12 libras, apenas um ou dois centímetros de postura da cabeça para a frente podem duplicar ou triplicar a carga sobre a coluna cervical.

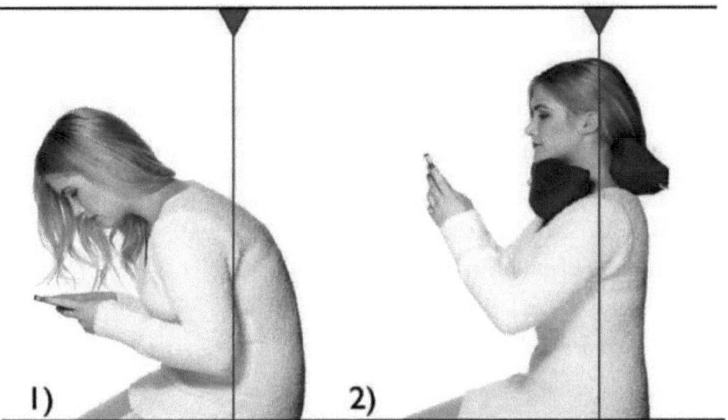

FIG. 5.2 1)POSTURA DA CABEÇA PARA A FRENTE 2)POSTURA CORRECTA DA CABEÇA

Biomecânica do encaminhamento da postura da cabeça

Na postura da cabeça para a frente, a cabeça desloca-se anteriormente em relação à linha de gravidade, as omoplatas podem rodar medialmente, pode desenvolver-se uma cifose torácica e a altura vertebral global pode ser encurtada. Nos músculos cervicais posteriores, há alongamento e fraqueza do Semispinalis cervicis e sobreacção com encurtamento final do Semispinalis capitis. Os músculos flexores correspondentes na frente, Longus cervicis e Longus capitis, atracam e alongam respetivamente.

Alguns dos tipos de problemas associados à FHP são:

- Dores de cabeça
- Desconforto no pescoço
- Tensão muscular no pescoço e nos ombros
- Desconforto a meio das costas
- Dor no peito
- Dor, formigueiro e dormência nos braços e nas mãos.
- A FHP aumenta a carga compressiva sobre os tecidos da coluna cervical, nomeadamente as articulações facetárias e os ligamentos.
- Sintomas como dores no pescoço, dores de cabeça, dores temporomandibulares e perturbações músculo-esqueléticas estão relacionados com a FHP.
- A FHP influencia grandemente a função respiratória ao enfraquecer os músculos respiratórios.
- A FHP pode ter um impacto negativo no equilíbrio estático.
- A atividade do músculo trapézio é maior na postura de cabeça para a frente do que na postura de cabeça neutra. A cabeça para a frente influencia a amplitude de movimento da coluna cervical; quanto maior for o ângulo da cabeça para a frente, menor será o movimento da coluna cervical.
- As posturas de cabeça para a frente e de ombros redondos (FHRSP) podem resultar em dor e disfunção do ombro devido à alteração da cinemática escapular e da atividade muscular e, consequentemente, ao aumento da tensão no ombro.

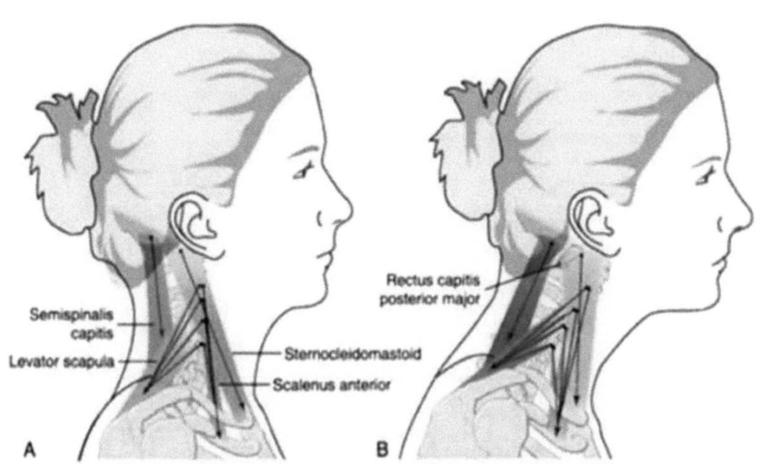

FIG. 5.3 A. NORMAL DA CABEÇA

B. POSTURA ANORMAL DA CABEÇA PARA A FRENTE

Causas da inclinação da cabeça Postura da cabeça:

- Efeito da gravidade: desleixo, mau alinhamento ergonómico.

- Postura profissional: inclinação da cabeça para a frente ou para trás durante longos períodos, posição sentada desleixada ou relaxada, má postura quando se utiliza um computador ou um ecrã.

- Resultado de outras más posturas como a pélvica e a da coluna lombar.

- Dormir com a cabeça demasiado elevada.

- Postura de envio de mensagens de texto mantida durante longos períodos.

- Falta de desenvolvimento da força muscular das costas.

- Fraqueza dos músculos do pescoço ou distensões ou entorses anteriores do pescoço.

- Dormir com a cabeça demasiado elevada na almofada ou dormir frequentemente num sofá com a cabeça apoiada no braço do sofá.

- Utilização prolongada do computador.

- Utilização prolongada do telemóvel ("síndrome do pescoço de texto").

- Condução prolongada e hábitos respiratórios incorrectos.

- Transportar mochilas pesadas.

CAPÍTULO 6: APRESENTAÇÃO CLÍNICA

APRESENTAÇÃO CLÍNICA

CIFOSE TORÁCICA

Caraterísticas da dor

A dor proveniente da lesão ligamentar ou muscular pode ser localizada ou irradiada. No entanto, a irradiação é difusa e não tem uma trajetória precisa (cervicobraquialgia). A dor neural (envolvimento da raiz nervosa) resulta numa dor radicular que irradia para uma trajetória precisa (distribuições dermatomal e miotomal).

A hipercifose da coluna torácica pode ser postural ou estrutural. Os doentes podem também apresentar uma combinação de ambos os problemas de alinhamento.

1. As deficiências posturais são flexíveis e respondem a mudanças de posição ou a sugestões para alterar o alinhamento.

2. As deficiências de alinhamento estrutural, que são alinhamentos fixos das estruturas ósseas, persistem independentemente da posição do indivíduo. Por exemplo, a doença de Scheuermann.

Quando existe uma combinação de deficiências de alinhamento estrutural e postural, a correção postural pode ser apenas parcialmente bem sucedida. A cifose que começou como uma falha postural pode tornar-se uma deficiência estrutural (normalmente não é dolorosa até se desenvolver uma cifose torácica grave).

- Sintoma mais proeminente: aparência de um dorso arredondado (uma curvatura anterior exagerada da coluna torácica). Deformidade visível da coluna vertebral, especialmente da coluna torácica. Esta deformação dá a aparência de uma parte superior das costas arredondada, ou corcunda.
- A alteração da postura das costas é, na maior parte dos casos, gradual ao longo do tempo.

- Dores nas costas torácicas: o desalinhamento da coluna vertebral resultante da cifose pode aumentar a tensão na coluna vertebral e provocar dores.
- Rigidez nas costas.
- Compromisso respiratório. A hipercifose torácica pode ter efeitos prejudiciais para a respiração.

POSTURA DA CABEÇA PARA A FRENTE

Uma má postura profissional sustentada ou uma postura incorrecta habitual do pescoço em relação à coluna torácica e às articulações dos ombros resulta no estiramento dos tecidos moles de um lado e no alongamento ou alongamento dos tecidos moles do lado oposto. Isto pode causar irritação e tensão dos ligamentos, músculos ou articulações, precipitando a dor cervical.

Achados clínicos

Os sintomas incluem:

- Isquémia muscular, dor e fadiga.
- Degeneração discal precoce e formação de osteófitos.
- Diminuição da amplitude de movimento da coluna cervical.
- Dor e inflamação da articulação temporomandibular.
- Cefaleias de tensão.
- Aumento da cifose dorsal e diminuição da altura.
- Diminuição da capacidade vital e da amplitude de movimentos do ombro e do braço.
- Possível protrusão do núcleo pulposo e compressão do nervo.

Factores que contribuem para a disfunção músculo-esquelética postural

- Falta de educação e de sensibilização para uma postura correta.
- Estilo de vida sedentário
- Exigências profissionais

- Rigidez das articulações
- Diminuição da aptidão física
- Fraqueza muscular
- Tensão muscular
- Fraca estabilidade do núcleo
- Postos de trabalho pouco ergonómicos

CAPÍTULO 7: AVALIAÇÃO DOS RISCOS

AVALIAÇÃO DE RISCOS

ELEMENTOS A TER EM CONTA DURANTE A AVALIAÇÃO

Caraterísticas da secretária:

- Forma
- Distância
- Altura
- Área de superfície

Ecrã do telefone:

- Distância
- Altura
- Utilização prioritária
- Altura do encosto e apoio do cotovelo
- Frequência de utilização

Caraterísticas da cadeira:

- Frequência de utilização
- Regulação da altura
- Altura e inclinação do encosto Dispositivo de entrada:
- Comprimento do assento
- Base
- Apoio de braço
- Frequência de utilização

Trabalho sentado/em pé

- Dispositivos móveis e tipo
- Apoio para os pés

ORGANIZAÇÃO DO TRABALHO:

Taxa de trabalho/ Natureza da tarefa:

- Variada Duração da atividade
- Repetitivo

Pausas para descanso:

- Calendário
- Flexibilidade

Postura

Trabalho muscular estático

Horas extraordinárias

Trabalho muscular dinâmico

Formação/supervisão

ELEMENTOS A TER EM CONTA DURANTE A AVALIAÇÃO AMBIENTE DE TRABALHO:

- Idade
- Saúde
- Questões psicológicas
- Antecedentes médicos e cirúrgicos
- Doença atual (se for o caso)
- Outras perturbações músculo-esqueléticas

CAPÍTULO 8: AVALIAÇÃO

AVALIAÇÃO

Para identificar a patologia exacta da cifose torácica e da postura da cabeça para a frente, é necessário um exame físico e uma avaliação exaustivos, que incluem o seguinte

- História
- Observação e exame da postura
- Avaliação das caraterísticas da dor
- Palpação
- Amplitude e ritmo dos movimentos da coluna vertebral
- Exame neurológico
- Diagnóstico Teste físico

1. HISTÓRIA

História anterior ou atual relacionada com o problema atual, o seu tratamento e a resposta.

Os sinais e sintomas clínicos que indiquem ou suspeitem da presença de qualquer outra infeção, tumor ou dor referida devem ser cuidadosamente examinados.

Devem também ser registadas informações sobre a postura de trabalho ou a postura de lazer adoptada durante períodos mais longos.

2. OBSERVAÇÃO E EXAME DA POSTURA

Isto deve ocorrer à frente, atrás e de lado, sentado ou de pé.

Exame da postura

A postura da cabeça, do pescoço e dos ombros dos doentes é observada de forma crítica quando o doente anda, se senta ou se deita.

As curvas posturais fisiológicas normais e a marcha devem ser observadas de frente, de costas e de lado.

Avaliação da inclinação pélvica: A curvatura da coluna vertebral e a inclinação pélvica são avaliadas em diferentes posições.

Medições objectivas da inclinação pélvica:

As inclinações pélvicas anteriores e posteriores são medidas numa vista lateral da radiografia. É medido o ângulo formado por uma linha paralela ao nível superior do sacro com a linha horizontal verdadeira.

A inclinação pélvica lateral é medida objetivamente através da medição do comprimento da perna quando há discrepância numa perna. Também pode ser avaliada medindo a diferença entre a linha horizontal verdadeira e a linha horizontal que passa sobre as pontas ou as proeminências ósseas das espinhas ilíacas anteriores ou posteriores.

A curvatura da coluna vertebral e a inclinação pélvica são avaliadas em diferentes posições.

Posição vertical: Ficar em posição vertical numa posição casual, com os pés afastados à largura dos ombros, suportando o mesmo peso, com os braços ao lado do corpo e olhando em frente.

Posição de flexão para a frente: Em pé, com os pés afastados à largura dos ombros, fletir o tronco para a frente, mantendo as pernas esticadas e deixando os braços cair naturalmente.

Posição estendida: ficar de pé com os pés afastados à largura dos ombros, suportando o mesmo peso, com os braços ao lado ou apoiados nas ancas, olhando em frente. Esticar o tronco para trás o mais possível.

Teste de Matthiass: Manter-se de pé, com os pés afastados à largura dos ombros, olhando em frente. Quando solicitado, fletir os braços até 90°. Mede-se a curvatura da coluna vertebral e a inclinação pélvica. Manter esta postura durante 30 segundos, altura em que é efectuada uma segunda medição da curvatura da coluna vertebral e da inclinação pélvica.

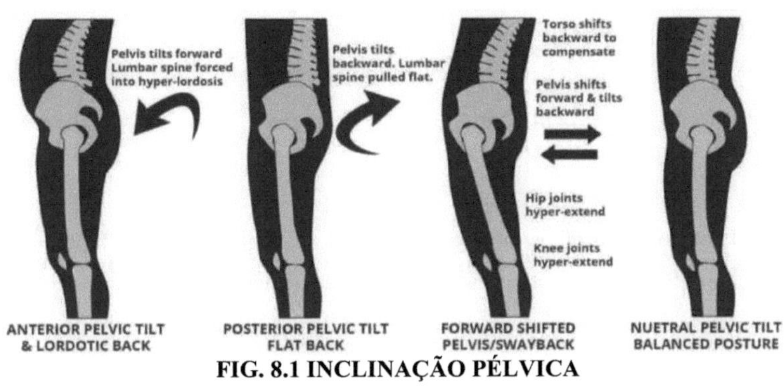

FIG. 8.1 INCLINAÇÃO PÉLVICA

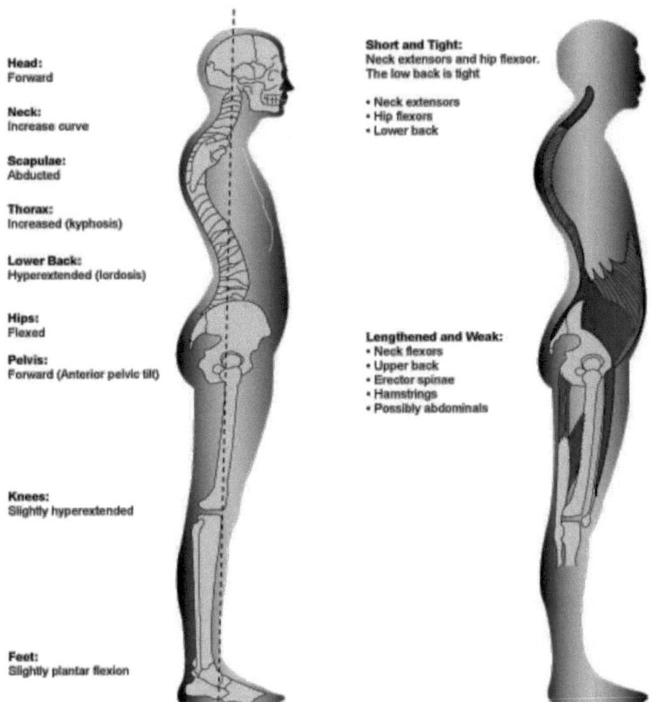

FIG. 8.2 POSTURA DE BALANÇO DAS COSTAS

AVALIAÇÃO DA POSTURA

A chave para uma boa postura é a posição da coluna vertebral. Uma postura correta deve manter as curvas, mas não aumentá-las.

- Numa postura ideal, a linha de gravidade deve passar por pontos específicos do corpo. Esta linha deve passar pelo lóbulo da orelha, pela articulação do ombro, pela articulação da anca, através do trocânter maior do fémur, depois ligeiramente anterior à linha média da articulação do joelho e, por último, anterior ao maléolo lateral.
- Ao avaliar a postura, a simetria e as rotações/inclinações devem ser observadas nas vistas anterior, lateral e posterior.

3. INSPECÇÃO

O doente fica de pé, com as costas nuas viradas para a luz. Observa-se o contorno geral da coluna vertebral. Os vários níveis anatómicos são identificados.

a) O nível das orelhas e o contorno do pescoço: A disparidade dos níveis das orelhas ou do pescoço indica a presença de uma curva cervical.

b) Alinhamento da cabeça

c) Simetria do nível do ombro: qualquer alteração do nível indica a presença de uma curva cervicodorsal ou de uma curva dossal superior. O ombro será mais elevado num lado convexo da curva.

d) Nível da escápula: um desvio do nível do ângulo inferior e do bordo vertebral da escápula para longe da linha média, juntamente com uma escápula mais alta e uma eversão do ângulo inferior, indica uma curva dorsal.

4. PALPAÇÃO

Pode ser efectuada eficazmente em posição prona. Cada processo espinhoso é palpado separadamente com uma pressão firme nas direcções anterior e lateral. Toda a coluna vertebral é palpada com as pontas dos dedos sobre os processos espinhosos, desde o occipital até ao sacro. .

Palpar as estruturas superficiais e depois passar para as estruturas mais profundas do tórax. Verificar se existem alterações de temperatura, textura e humidade, bem como inchaço dos gânglios linfáticos e dos tecidos moles.

A sensibilidade óssea é palpada nas zonas paravertebral e interespinhosa, toracolombar, torácica e cervical.

Espasmos musculares locais e pontos de gatilho.

Sensibilidade muscular localizada

- Nódulos
- Profunda ternura

Avaliação da temperatura da pele, dos tecidos moles, do tónus muscular, da sensibilidade, do aumento ou diminuição da proeminência dos ossos, da posição das vértebras e das costelas.

- Em decúbito dorsal - esterno, costelas, clavícula, articulações esternocostais e costocondrais
- Processo espinhoso prono, articulação costotransversa e costovertebral.

5. AVALIAÇÃO DA DOR-

Toda a coluna vertebral é palpada com as pontas dos dedos sobre o processo espinhoso desde o occipital até ao sacro. .

As caraterísticas do tipo de dor, o local e o seu comportamento, os factores de agravamento e de alívio fornecem pistas importantes para o diagnóstico da cifose torácica e da cervicalgia.

O tipo de dor, como a dor aguda, lancinante ou em queimadura, tem origem nos nervos; a dor é inespecífica e vaga devido a uma inflamação dos tecidos moles; a dor radiante pode surgir como resultado de uma patologia nervosa, enquanto a dor intensa e constante, mesmo durante o repouso, pode indicar um tumor.

6. ESTADO RESPIRATÓRIO

A capacidade vital e a expansão torácica são avaliadas, medidas e registadas. A tolerância ao exercício também é avaliada. A expansão do tórax é avaliada com uma fita métrica.

EXAME DA CIFOSE TORÁCICA

Começar por observar o doente, por exemplo: as anomalias durante a marcha e ao despir-se podem ser detectadas muito rapidamente.

- Exame no plano sagital em posição de pé e relaxada para avaliar as zonas somáticas mais afectadas e as alterações posturais.
  A posição de pé do exame clínico tem de ser reprodutível.
- Os tornozelos e os dedos dos pés são colocados numa posição anatómica neutra.
- Os membros inferiores são esticados a direito, limitando um recurvatum excessivo.
- O tronco e os membros superiores estão relaxados, as palmas das mãos nas coxas laterais, o olho está a olhar horizontalmente.
- Pode ser utilizado o teste do trago à parede.

Quando o ângulo se situa entre 40-45°, consideramos que se trata de uma hipercifose torácica.

Equipamento para medir os ângulos de cifose torácica.
Estes são:

ÂNGULO DE COBB MODIFICADO

- O ângulo de Cobb foi modificado para medir a cifose. Considerado a medida padrão de ouro atual, é calculado traçando uma linha na borda superior do corpo vertebral , marcando o início da curva torácica (geralmente T4), e na borda inferior do corpo vertebral, representando a interface entre as curvas torácica e lombar (geralmente T12). A partir destas duas linhas são traçadas linhas perpendiculares e o ângulo da sua intersecção é o ângulo de Cobb.
- **O pantógrafo**
- **O cifómetro Debrunner**:
- Os braços do cifómetro são colocados em C7 e T12, o ângulo é lido a partir do transferidor.
- **Método de bloco**
- **O ÍNDICE FLEXICURVE :**
- Colocar um marcador em C7 e no espaço articular lombar-sacral.
- Em seguida, utilizar cuidadosamente uma flexicurva e colocá-la entre C7 e o espaço articular L-S.
- Quando a flexão é retirada do dorso, conserva-se a forma de todo o dorso.
- Em seguida, coloque a flexicurva numa folha de papel 10x10 e desenhe uma linha vertical e depois as linhas TW (largura torácica) e LW (largura lombar) necessárias para medir.
- Exemplo de exame funcional: eventuais anomalias da caixa torácica, como o pectus excavatum ou o carnatum.

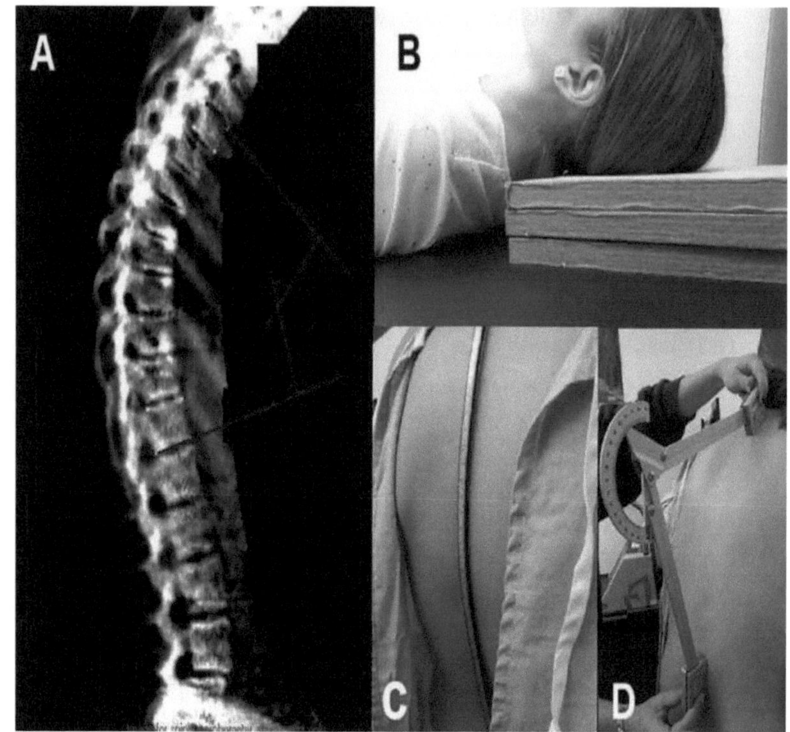

FIG. 8.3 QUATRO MEDIDAS DE CIFOSE:
A. MEDIÇÃO DO ÂNGULO COBB
B. MÉTODO DOS BLOCOS
C. RÉGUA DE FLEXICURVA UTILIZADA PARA CALCULAR A HIPOPLASIA
ÍNDICE D. CIFÓMETRO DEBRUNNER

MEDIÇÃO DA POSTURA DA CABEÇA PARA A FRENTE

MEDIÇÃO COM RÉGUA

- Este sistema implica que o doente fique de costas para uma parede e que o praticante utilize uma régua para medir a distância entre a parte de trás da cabeça e a parede. No entanto, não existe uma postura de cabeça para a frente, se a cabeça tocar na parede enquanto se mantém naturalmente direita. Quanto mais longe a cabeça estiver da parede, maior é o grau de postura da cabeça para a frente.

MEDIÇÃO DO ÂNGULO CRANIOVERTEBRAL

- A postura da cabeça para a frente (FHP) é avaliada utilizando o ângulo craniovertebral (CVA). Um CVA mais baixo indica uma maior FHP.
- Uma CVA inferior a 48-50 graus é definida como postura da cabeça para a frente.
- O ângulo craniovertebral é identificado como a intersecção de uma linha horizontal que passa pelo processo espinhoso de C7 e uma linha que une o ponto médio do tragus da orelha à pele que cobre o processo espinhoso de C7.
- O ângulo crânio-vertebral é medido tirando duas fotografias laterais do indivíduo numa posição sentada relaxada, sem apoio para as costas. O processo espinhoso de C7 e o trago da orelha são marcados com um marcador corporal. É traçada uma linha horizontal que passa por C7 e faz um ângulo reto com a vertical. Em seguida, mede-se o ângulo entre a linha que liga o processo espinhoso de C7 ao trago da orelha e a linha horizontal, utilizando, por exemplo, o goniómetro ou o software Image J.
- Um ângulo craniovertebral (AVC) mais pequeno indica uma postura da cabeça mais virada para a frente.

Outro método:

- Coloque-se de pé com as costas viradas para uma parede e os calcanhares afastados à largura dos ombros. Pressione os glúteos contra a parede e certifique-se de que as omoplatas estão em contacto com a parede.
- Apertar as omoplatas em conjunto pode ajudar a colocar os ombros numa posição mais neutra e alinhados com o suporte de parede.
- Verificar a posição da cabeça - a parte de trás da cabeça deve tocar na parede.

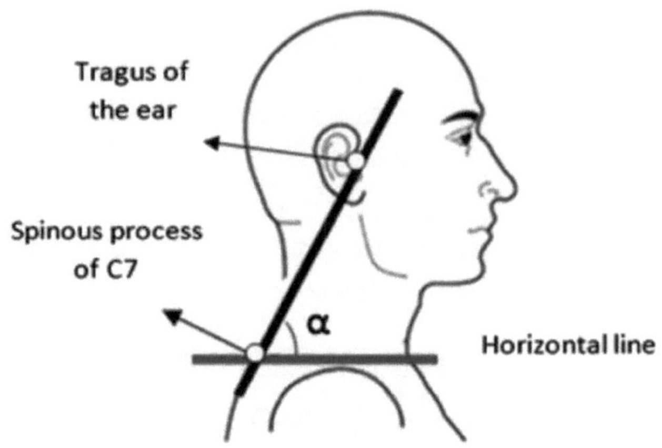

α: craniovertebral angle

FIG. 8.4 ÂNGULO CRANIOVERTEBRAL

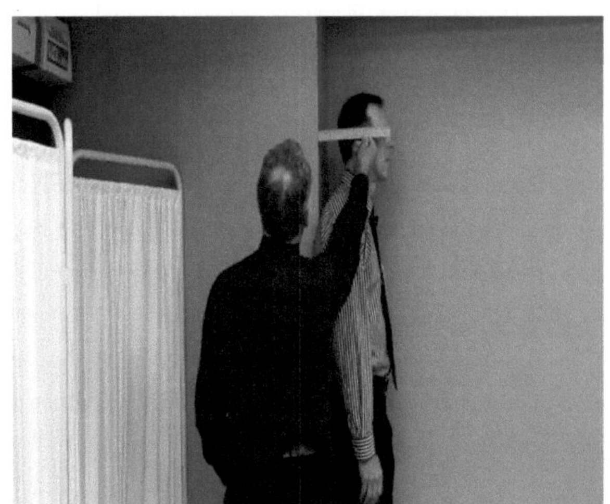

FIG. 8.5 MEDIÇÃO COM RÉGUA

TESTE DE MÚSCULOS

Testar o comprimento e a força dos músculos é importante para identificar as limitações funcionais e as compensações de cada músculo. A medição serve de base para ajudar a acompanhar o progresso e permite ao terapeuta direcionar adequadamente as deficiências com intervenções.

Teste de comprimento muscular

- Latissimus Dorsi
- Peitoral maior
- Peitoral menor

Força muscular

- Trapézio médio
- Trapézio inferior
- Serato anterior
- Romboides

7. EXAME NEUROLÓGICO

O exame do sistema nervoso consiste em

- verificação do estado dos sensores,
- A potência do motor,
- atrofia dos grupos musculares,
- Sensibilidade muscular e
- Os reflexos tendinosos.

8. TESTES FÍSICOS DE DIAGNÓSTICO

Testes físicos de diagnóstico para cifose e postura da cabeça para a frente

Teste de flexão para a frente de Adam: inclinar-se para a frente pela cintura. O terapeuta irá procurar uma curva arredondada (mais indicativa de cifose postural) ou uma curva mais angular. A curva angular pode ser chamada de deformidade gibbus e é mais fácil de ver quando se dobra para a frente.

- **Teste de flexão passiva do pescoço**
- **Teste de compressão torácica**
- **Teste de distração torácica**
- Teste dos quadrantes para a coluna cervical (detetar a compressão interforaminal das raízes nervosas)
- Teste de rotação *cervical* e flexão lateral (CRLF) - Se houver suspeita de elevação da primeira costela ou de hipomobilidade.
- Slump Test - Para determinar a tensão neural.
- Testes cervicotorácicos - para provocar os sintomas de dor cervical do doente.

OUTROS INQUÉRITOS

- Investigações laboratoriais
- RAIO-X: Os raios-X podem determinar o grau de curvatura e detetar deformações das vértebras. Radiografia em AP e PA e em perfil.
- RADIOGRAFIAS EM PÉ
- TAC OU TAC COM Mielograma - utiliza raios X para criar uma série de imagens que são processadas para fornecer uma imagem detalhada e transversal da coluna vertebral.
- MRI (MAGNETIC RESONANCE IMAGING/ SCANS)- que cria uma imagem detalhada da coluna vertebral e é capaz de fornecer detalhes sobre a medula

espinal, raízes nervosas, tecidos moles como músculos, ligamentos e trato espinal.

- TESTES NERVOSOS (EMG/NCV): se for observada dormência ou fraqueza muscular, podem ser recomendados testes para determinar a forma como os impulsos nervosos estão a viajar entre a medula espinal e as extremidades.

- PROVAS DE FUNÇÃO PULMONAR : Se a curva for grave, podem ser pedidos testes de função pulmonar. Estes testes ajudarão a determinar se a respiração da criança está limitada devido à diminuição do espaço torácico.

CAPÍTULO 9: GESTÃO

TRATAMENTO DA CIFOSE TORÁCICA

O tratamento da cifose depende da causa e da gravidade da doença.

O objetivo do tratamento é parar a progressão da curva e prevenir a deformidade.

GESTÃO MÉDICA

A terapia medicamentosa é aplicada como:

Analgésicos: Se medicamentos de venda livre - como acetaminofeno (Tylenol, outros), ibuprofeno (Advil, Motrin IB, outros) ou naproxeno sódico (Aleve).

Os doentes com hipercifose torácica tomam medicamentos anti-reabsortivos ou de fortalecimento ósseo devido à sua baixa densidade óssea ou a fracturas da coluna vertebral.

GESTÃO CIRÚRGICA

Existem vários procedimentos cirúrgicos que podem ser aplicados, consoante o caso:

- Osteotomia (operação cirúrgica em que um osso é cortado para encurtar, alongar ou alterar o seu alinhamento).
- Cifoplastia: Uma hipercifose torácica osteoporótica pode ser causada por uma vértebra colapsada. Esta situação pode ser tratada com uma cifoplastia, através da qual um balão é inserido na vértebra afetada e preenchido com um líquido que endurece para restaurar a altura da vértebra.
- A vertebroplastia e a cifoplastia resultaram numa diminuição do ângulo de cifose. A correção do ângulo de cifose varia entre 8,5° e 14°.
- O procedimento cirúrgico para o tratamento da cifose estrutural envolve a tração do halo durante várias semanas. Em alguns casos, pode ser necessário um enxerto ósseo para manter a correção.
- Descompressão e estabilização da coluna vertebral
- **Instrumentação** e fusão **da coluna vertebral**. A instrumentação utiliza hardware

concebido por médicos, como hastes, barras, fios e parafusos. Estes dispositivos mantêm a coluna vertebral direita durante a fusão.

GESTÃO DA FISIOTERAPIA

Gestão da fisioterapia

Os objectivos são -

- Reduzir a curvatura antero-posterior excessiva
- melhorar a função física
    - identificar possíveis causas graves e específicas de cifose torácica
    - impedir a progressão da curvatura anormal da coluna vertebral.
    - para determinar o grau de disfunção causado
    - reduzir a dor
    - melhorar o funcionamento prevenir recorrências e o desenvolvimento de formas crónicas.

O tratamento é efectuado em função do grau de deformidade. Envolve: Exercícios, alongamentos, mobilizações, correção postural contínua.

TRATAMENTO DA CIFOSE DE PRIMEIRO GRAU

- Normalmente, deve-se a uma má postura. O tratamento da cifose postural inclui certos exercícios de fisioterapia para fortalecer os músculos paravertebrais do paciente.
- É feito um relaxamento completo do corpo.
- consciência da postura e correção da postura.
- São dados exercícios de mobilização para toda a coluna vertebral.
- São propostos exercícios de reforço dos músculos abdominais e dos extensores das costas.
- Pode estar associado um aperto nos músculos dos isquiotibiais. Por isso, é feito o alongamento dos isquiotibiais.
- São ensinados ao doente exercícios de respiração, nomeadamente a respiração diafragmática e a respiração costal lateral.

- As contracções dos glúteos e dos abdominais também são muito úteis.

Os exercícios típicos para a hipercifose do adolescente são:

1. Observação da deformação através de um espelho ou de uma câmara de vídeo

A criança deve tomar consciência da imagem deformada das suas costas e adquirir uma melhor representação da sua forma, posição e dinâmica no espaço.

2. MOBILIZAÇÃO

Mobilização da coluna torácica em hiperextensão, especialmente em caso de rigidez direta: Exercícios segmentares

O alongamento e o relaxamento da coluna vertebral em extensão são efectuados com:

- Posturas passivas em posição prona ou quadrúpede.
- Alongamento do ligamento intervertebral anterior em posição supina com o vértice da cifose sobre um bloco.
- Posturas passivas com extensão ativa no final.
- Mobilização da articulação facetária nos três planos, combinando a flexão lateral ativa e hiperextensão e a rotação com hiperextensão ativa. O relaxamento deve ser global e tridimensional.

3. ALONGAMENTO

- Alongamento dos músculos anteriores do tórax e dos isquiotibiais em caso de rigidez indireta.
- **Os alongamentos passivos** podem aumentar a amplitude e reduzir a tensão. Utilizar a compressão das omoplatas: com as costas direitas, apertar as omoplatas com a maior força e na maior distância possível, sem dor. Manter durante 7 segundos, relaxar 7 segundos e repetir 10 vezes.

- Para esticar **os músculos peitorais ou peitorais** apertados e demasiado desenvolvidos, deite-se num tapete com os joelhos dobrados e as mãos colocadas na base do crânio, as omoplatas e as costelas ligadas ao tapete, os cotovelos descidos em direção ao chão são pressionados, sentindo um puxão na parte da frente do peito e sob as axilas.

- **Alongamento abdominal**: Alongar os abdominais pode ajudar a reduzir a cifose torácica, deitando-se sobre uma bola suíça. Relaxe o corpo durante o alongamento e respire naturalmente.

- **Rolamento de espuma para a coluna torácica**: Esta técnica consiste em deitar-se sobre um rolo de espuma, com o objetivo de mobilizar a coluna vertebral e de a esticar para trás sobre o rolo.

4. Alongamento global com exercícios RPG ou Mézières

- Estiramento global das cadeias musculares numa posição com os membros inferiores e o tronco fletidos a 90°. Para a deformação da coluna vertebral é mais frequentemente utilizada a cadeia cinética fechada, com os pés no chão e as mãos apoiadas à frente de um suporte em extensão horizontal do tronco.
- Os exercícios de Pilates também são úteis para desequilíbrios de comprimento/tensão no corpo com músculos abdominais fracos, músculos peitorais e isquiotibiais tensos e uma parte superior das costas fraca e demasiado esticada.

5. MOBILIZAÇÃO DA ARTICULAÇÃO TORÁCICA

Técnicas de mobilização escapular, miofascial e espinal aumentam o alinhamento postural.

Técnicas de auto-mobilização, por exemplo, respiração diafragmática em rolo de espuma para alargar a caixa torácica.

6. MODALIDADES TERAPÊUTICAS

Para reduzir a inflamação causada pela cifose:

Estimulação eléctrica interferencial: Utiliza uma corrente eléctrica de baixa frequência para estimular os músculos e diminuir a inflamação.

Ultra-sons: os ultra-sons ajudam a aliviar os espasmos musculares, a rigidez e a dor. Funciona através do envio de ondas sonoras para o interior dos tecidos musculares, criando um calor suave para melhorar a circulação.

Gestão da dor utilizando modalidades como calor, gelo e/ou estimulação eléctrica, como a estimulação eléctrica nervosa transcutânea (TENS).

7. EXERCÍCIOS RESPIRATÓRIOS

- Exercícios de respiração para ajudar a melhorar a tolerância à atividade física através do aumento da capacidade pulmonar, por exemplo, **exercícios de respiração diafragmática**.
- Exercícios de equilíbrio e treino da marcha para aumentar a aptidão física geral e reduzir o risco de quedas.
  por exemplo. **Pilates.**

TRATAMENTO DA CIFOSE DE SEGUNDO E TERCEIRO GRAUS

A deformidade está numa fase avançada. Por isso, para a corrigir, é dado ao doente um aparelho. Para além dos aparelhos, os exercícios também contribuem para melhorar a mobilidade da coluna vertebral.

Este tratamento só é recomendado quando a hipercifose já não é reversível através de exercícios, porque é demasiado rígida ou porque os exercícios já se revelaram insuficientes.

Fisioterapia se for necessário um aparelho

Exercício com uma cinta macia

Uma cinta lombar macia como a **spinecor** pode ser utilizada para ajudar a dobrar e levantar corretamente quando a cifose é flexível. São usados durante o dia; nunca podem ser usados durante a noite. Têm a desvantagem de aumentar a lordose.

Exercícios em gesso:

Flexibilidade, amplitude de movimentos. O molde de gesso é feito numa **estrutura de Cotrel** com uma banda transversal no ápice da cifose. Os membros superiores estão em extensão. Os joelhos são dobrados se quisermos corrigir a lordose ao mesmo tempo. Em alguns casos de cifose desarmónica, os membros inferiores estão em extensão para manter a lordose lombar.

Imediatamente após a colocação da tala de gesso, o fisioterapeuta deve efetuar uma educação terapêutica significativa do paciente:

- Conselhos para o cuidado da pele sob o gesso . A pele deve ser limpa diariamente por um dos pais com uma tira de gaze e álcool.
- Conselhos para evitar a dilatação abdominal digestiva. O risco de dilatação gástrica não é negligenciável. As refeições devem ser tomadas em pequenas porções e os refrigerantes devem ser evitados
- É necessário fornecer conselhos sobre posições sentadas com um ângulo tronco-coxa aumentado.

Os exercícios incluem:

- A respiração tem de ser controlada. O corpo moldado limita a inspiração e é necessário concentrar-se na expiração. Recomenda-se a dilatação de um balão ou a prática da flauta. Evita-se a hiperventilação que diminui a oxigenação pulmonar.

- Mobilização em gesso. Deve-se lembrar que a movimentação é fundamental durante o tempo de gesso. É esse movimento que vai, gradualmente, arrepiar e alongar o ligamento longitudinal anterior.
- As mobilizações das cinturas pélvica e escapular são facilitadas pelo ponto fixo do gesso no tronco.
- É efectuado um reforço global dos músculos paravertebrais em alongamento auto-axial ativo, mas só o peso do gesso, de cerca de 7 kg, constitui por si só um exercício de reforço.

A fisioterapia deve ser acompanhada diariamente e, pelo menos, duas vezes por semana por um fisioterapeuta.

Exercícios com a cinta de Milwaukee

A cinta de Milwaukee usada à noite com barra transversal posterior centrada na cifose é utilizada por rotina antes do crescimento pubertário, principalmente em casos de malformação congénita. A cinta orienta o crescimento que ocorre principalmente à noite. A fisioterapia é efectuada à noite com a cinta colocada. A criança fica de pé com as mãos na barra anterior e efectua dois movimentos básicos. O primeiro é um alongamento axial auto-ativo para levantar o queixo do colar cervical. A extensão é mantida durante 7 segundos e o tempo de libertação é também de 7 segundos. O segundo exercício é efectuado no plano sagital; trata-se de um deslocamento anterior com afastamento da almofada transversal posterior. O movimento de correção é mantido também durante 7 segundos; o mesmo tempo de relaxamento é permitido.

Exercícios com a cinta de cifose de Lyon para adolescentes

- O aparelho bivalve plexidur tem uma concha posterior geralmente T7-S3. A parte superior encontra-se imediatamente abaixo do ápice da cifose. Uma caixa de parafusos é um ponto de viragem que permite o ajuste na posição de pé e sentada. A parte anterior tem um impulso manubrial reforçado por uma barra metálica.

- A fisioterapia é um elemento fundamental do tratamento ortopédico de Lyon. Na fase inicial, os exercícios efectuados com a cinta e idênticos aos descritos com a tala gessada. Quando os ombros e as cinturas pélvicas estiverem relaxados e fortalecidos, a fisioterapia pode ser efectuada sem cinta.

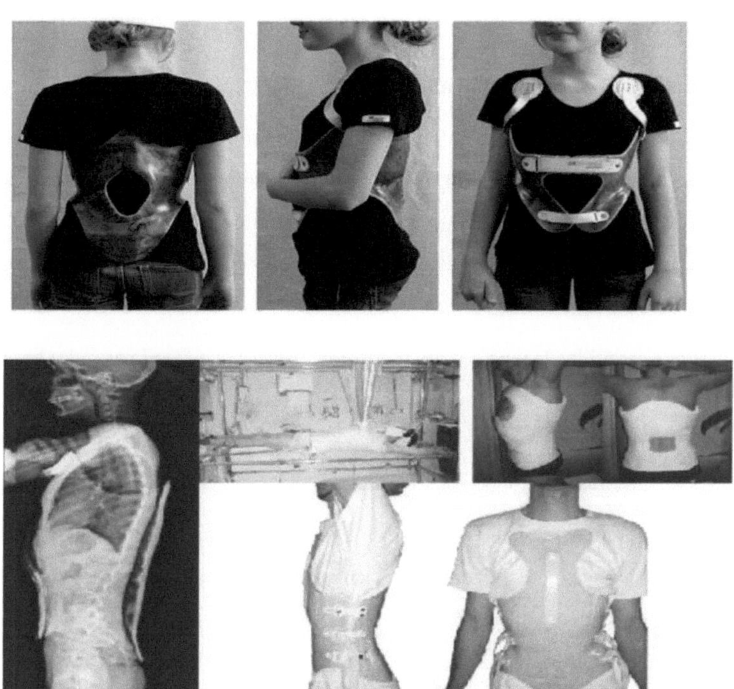

CINTA DE CIFOSE DE LYON

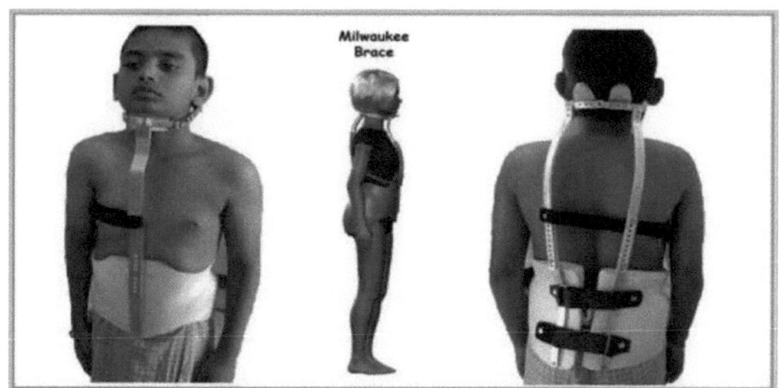

FIG. 9.1 APARELHOS UTILIZADOS PARA O TRATAMENTO DA CIFOSE

ERGONÓMICA

Utilização de assentos ergonómicos

- Uma cadeira de ajoelhar é uma cadeira ergonómica com collants caídos a um ângulo de 60° em relação à vertical. O objetivo pretendido de uma cadeira ajoelhada é reduzir a tensão lombar, promovendo um alinhamento correto da coluna vertebral. Este alinhamento da coluna vertebral pode ser útil para a cifose toraco-lombar.
- Pode ser utilizada uma cadeira ergonómica clássica, evitando as rodas nos casos em que a cadeira não tem de ser movida frequentemente durante o exercício. A altura do assento será determinada pelo tamanho do doente, de modo a encontrarmos a regra de 90° de Staeffel.
- O assento é geralmente horizontal e as costas próximas da vertical. A altura do plano de trabalho é determinada pela distância entre os antebraços horizontais e o chão. O doente diferenciará a posição de escuta da posição de escrita, que são exatamente opostas.
- Na posição de escuta, o cóccix fica o mais para trás possível, a coluna vertebral é pressionada contra o encosto da cadeira, as coxas ficam na horizontal e os pés ficam à frente do assento. Podem também apoiar-se num suporte. O ideal é que os antebraços estejam apoiados no apoio para os braços.
- Na posição de escrita, os pés estão atrás da cadeira, o cóccix está à frente do assento, as coxas estão inclinadas para a frente. O peito é pressionado contra o bordo frontal do plano de trabalho e os antebraços apoiam-se no plano de trabalho.
- Quando existe uma cifose cérvico-torácica elevada de mais de 25° entre T1 e T4, é utilizado um púlpito com uma secretária inclinada a 15° no plano de trabalho horizontal. A má iluminação do plano de trabalho pode favorecer a cifose.

Órtese para a coluna vertebral

O doente deve usar a ortótese espinal durante 2 horas por dia durante 6 meses. O resultado será uma diminuição do ângulo de cifose, uma melhoria da altura em pé, um aumento da força extensora da coluna e uma diminuição da oscilação postural.

GESTÃO FISIOTERAPÊUTICA DA CABEÇA PARA A FRENTE POSTURA

FisioterapiaTratamento

Para diminuir a dor

- Aconselhamento em matéria de gestão da dor e modalidades de eletroterapia para o alívio da dor, como a estimulação eléctrica nervosa transcutânea (TENS) e a IFT (terapia interferencial)

Alinhamento postural, equilíbrio e marcha:

1. Retração cervical
2. Retração da escápula
3. Treino de equilíbrio (se houver disfunção).

Exercícios de amplitude de movimentos, mobilidade articular e flexibilidade

1. Exercícios de amplitude de movimentos cervicais
2. Exercícios de amplitude de movimento do ombro
3. Tração cervical
4. Técnicas e exercícios manuais torácicos
5. Exercícios de alongamento das estruturas tensas - Trapézio, Escalenos, ECM, Peitoral Maior e Menor.

Para reduzir os espasmos musculares

1. Libertação miofascial
2. Compressão isquémica
3. Técnica de libertação posicional (para aliviar as dores de cabeça de pressão)

Força e resistência muscular

1. Os exercícios de reforço isométrico cervical (fase inicial) evoluem para exercícios de reforço isotónico e dinâmico.

2. Exercícios de reforço dos retractores da escápula (músculos rombóides, músculos trapézios médios).

Aconselhamento postural e ergonómico

- O aconselhamento sobre a manutenção da postura do pescoço em relação às várias posições do corpo e à ergonomia desempenha um papel preponderante na maioria dos doentes com dor cervical. Uma postura incorrecta acelera igualmente as alterações degenerativas.
- Corrigir o número de almofadas utilizadas.

EXERCÍCIO

Auto-massagem do esternocleidomastóideo (SCM)

Isto irá soltar o músculo esternocleidomastoide, que tende a ser hiperativo na maioria dos indivíduos.

- Comece numa posição de pé ou sentada.
- Localizar o músculo esternocleidomastoideu.
- Rodar a cabeça no sentido oposto para encontrar o esternocleidomastóideo (ou seja, rodar a cabeça para a direita para localizar o esternocleidomastóideo esquerdo).
- Uma vez localizado o músculo esternocleidomastóideo, massaje-o suavemente, apertando-o ou pressionando-o com os dedos.
- Massajar o músculo esternocleidomastóideo durante cerca de um minuto em cada lado da zona do pescoço.

Flexão do pescoço (alongamento suboccipital)

Isto alongará os músculos da parte de trás do pescoço, incluindo os músculos suboccipitais.

- Em primeiro lugar, encolher o queixo com dois dedos de uma mão.
- Colocar a outra mão na parte de trás da cabeça e aplicar uma força suave para baixo enquanto se puxa a cabeça em direção ao peito.
- Quando sentir um estiramento na parte de trás do pescoço, mantenha a posição durante 20 a 30 segundos.
- Repetir este alongamento três vezes.

Exercício para dobrar o queixo:

O exercício Chin Tuck activará e fortalecerá os músculos cervicais profundos (músculos da frente do pescoço).

- Colocar dois dedos na parte inferior do queixo.
- Encaixe suavemente o queixo e recolha a cabeça para trás. Ao mesmo tempo, use os dedos para manter o queixo sempre para dentro.
- Manter a posição final durante três a cinco segundos.
- Relaxe o pescoço por um momento.
- O objetivo é fazer 2 a 3 séries de 10 repetições.

Aperto da escápula (posição de alívio de Brugger):

Este exercício activará e fortalecerá os músculos lombares e médios, incluindo os músculos trapézio baixo e médio.

- Posicionar os pés e os joelhos ligeiramente mais largos do que as ancas e ligeiramente rodados para fora.
- Mantenha o queixo contraído e levante o peito para cima, permitindo que a coluna fique numa posição neutra.
- Apoiar os dois braços ao lado do corpo.

- Agora traga os braços para trás e rode-os externamente de modo a que os polegares apontem para trás.
- Manter esta posição durante 5-10 segundos e soltar.
- O objetivo é fazer 2-3 séries de 10-15 repetições.

Ergonomia:

- Manter uma postura correta.
- Fazer pausas regulares.
- Fazer exercícios para o pescoço a cada uma ou duas horas.

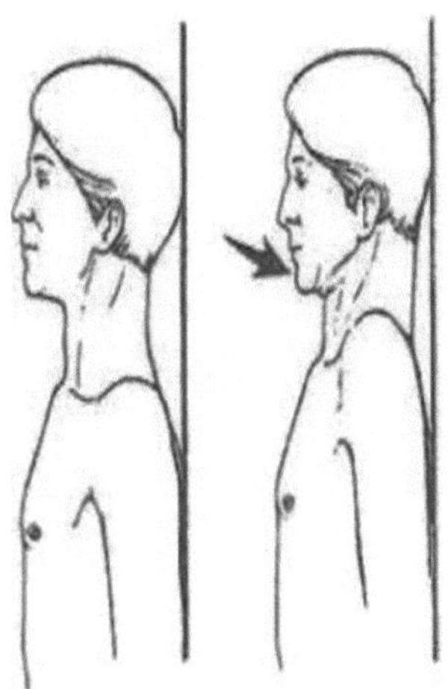

CHIN TUCK EXERCISE

FIG. 9.2 EXERCÍCIOS PARA TRATAR A POSTURA DA CABEÇA PARA A FRENTE

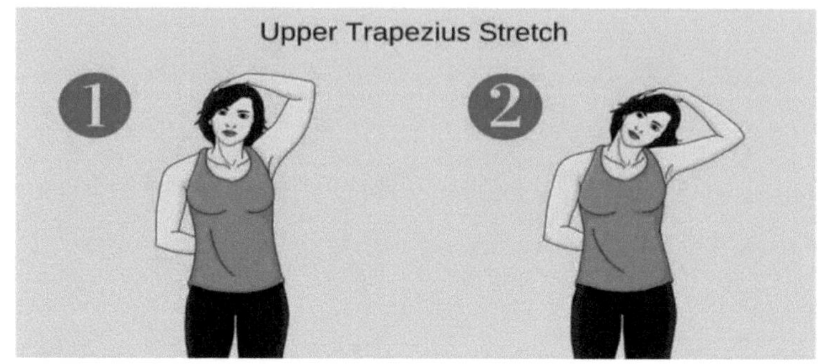

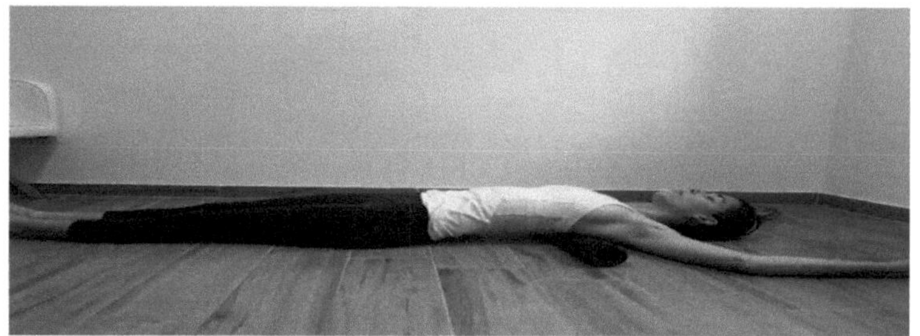

POSE DO PEIXE

Isometric Neck Exercise

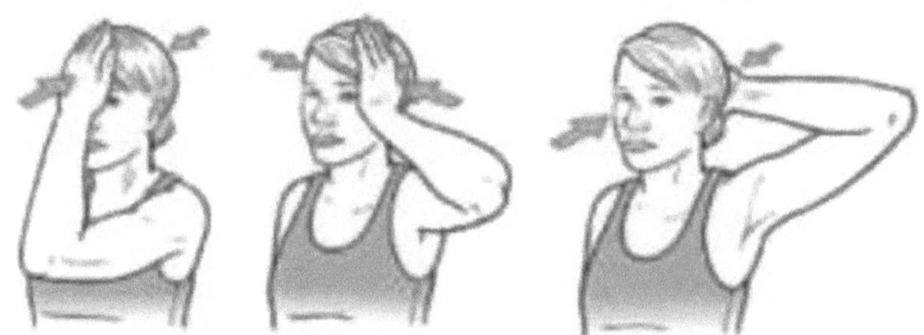

FIG. 9.3 EXERCÍCIOS PARA TRATAR A FHP

CAPÍTULO 10: REFERÊNCIA

REFERÊNCIA

- Atlas de anatomia humana de F. Netter (6ª edição)
- Cynthia. C. Norkin' s Estrutura Conjunta uma Análise Compressiva
- Jayant Joshi' s and Prakash Kotwal' s - Ortopedia e fisioterapia aplicada (3rd edition)
- Gardiner MD. Os princípios da terapia por exercício
- Avaliação ortopédica por David J. Magee
- Therapeutic Exercises Foundation and Techniques por Carolyn Kisner e Lynn Allen Colby (6th Edition)
- Dul,J., & Neumann, W.P - Ergonomia aplicada
- Porta de investigação
- Fisiopedia
- Spinehealth.com
- PubMed.ncbi.nlm.nih.gov/article
- WebMD.com
- Accessphysicaltherapywellness.com
- Ptforhealth.com
- Clevelandclinic.org
- bmcmusculoskeletdisord.biomedcentral.com/articles
- Ergonomicstrend.com

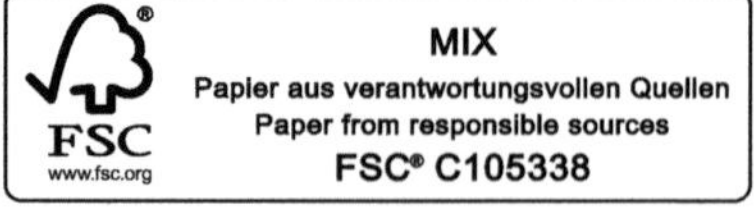

Printed by Books on Demand GmbH, Norderstedt / Germany